# LA GUÍA DE
## *Buena Salud*™
# PARA SUPERAR
# LA DEPRESIÓN
# Y DISFRUTAR
# LA VIDA

## Libros por Jane L. Delgado, Ph.D., M.S.

*La guía buena salud*™ *para superar la depresión
y disfrutar la vida*
*(The Buena Salud*™ *Guide to Overcoming Depression
and Enjoying Life)*

*La guía de buena salud*™ *para un corazón sano*
*(The Buena Salud*™ *Guide for a Healthy Heart)*

*La guía de buena salud*™ *sobre la diabetes y tu vida*
*(The Buena Salud*™ *Guide to Diabetes and Your Life)*

*La guía de salud: Consejos y respuestas para la mujer latina*
*(The Latina Guide to Health: Consejos and Caring Answers)*

Todos disponibles en inglés y español

# LA GUÍA DE
# *Buena Salud*™
# PARA SUPERAR
# LA DEPRESIÓN
# Y DISFRUTAR
# LA VIDA

## Jane L. Delgado, Ph.D., M.S.

Prólogo por ROSALYNN CARTER
Ex Primera Dama y fundadora del Programa
de Salud Mental del Centro Carter

### WILLIAM MORROW
*An Imprint of HarperCollinsPublishers*

Este libro está concebido para proporcionar información exacta y de fuentes fidedignas con respecto a los temas tratados. No tiene como propósito sustituir los consejos médicos de un doctor capacitado. El lector debe consultar con su médico, proveedor de servicios de salud u otro profesional competente antes de seguir cualquiera de las sugerencias de este libro o sacar conclusiones de él.

La autora y la casa editorial específicamente rechazan toda responsabilidad por cualquier perjuicio, pérdida o riesgo, ya sea personal o de otro tipo, que se incurra a consecuencia directa o indirecta del uso y la aplicación de cualquier aspecto del contenido de este libro.

Buena Salud® es una marca registrada de Jane L. Delgado

PRIMERA EDICIÓN

Library of Congress Cataloging-in-Publication Data
Delgado, Jane L.
   [The buena salud guide to overcoming depression and enjoying life. Spanish]
   La guia de buena salud para superar la depresión y disfutar la vida a national alliance for hispanic health book/ Jane L. Delgado : [Introduction by] Rosalynn Carter.—1st ed.
      p. cm.—(Buena salud guides)
   Includes bibliographical references and index.
   ISBN: 978-1-55704-974-2 (Spanish-language paperback)
   1. Depression, Mental—Popular works. 2. Hispanic Americans—Mental health—Popular works.   I. Title.
   RC537.D39718 2011
   616.85'27—dc23
                          2011038604

12   13   14   15   16   DIX/RRD   10  9  8  7  6  5  4  3  2

# Índice

# La serie de Buena Salud™

La misión de la Alianza Nacional para la Salud de los Hispanos (National Alliance for Hispanic Health o la Alianza) es mejorar la salud en las comunidades hispanas y trabajar con otros para resguardar la salud de todos. Éste ha sido un gran desafío, porque aunque una de cada seis personas en Estados Unidos es hispana, con demasiada frecuencia, la investigación, el análisis y las recomendaciones no están relacionados con la vida de los hispanos. Apenas comenzó a surgir información sobre la salud hispana, quedó claro que, a fin de lograr mejores resultados médicos para todos, necesitábamos una estrategia diferente para el cuidado de la salud en nuestras comunidades. Además de proporcionar la mejor información sobre la salud, debemos crear una nueva manera de pensar sobre la salud que combine los aspectos positivos de la comunidad hispana con los más recientes avances médicos y tecnológicos.

La serie Buena Salud™ tiene como propósito lograr ese objetivo. Cada libro identifica datos clave que definen una inquietud sobre la salud, los cambios que cada uno de nosotros debemos hacer por nuestro propio bien y el de nuestra familia, la información más actualizada para llevar una vida más sana y las herramientas que necesitamos para hacerlo posible.

El desafío es elegir entre la avalancha diaria de información relacionada con la salud y reconocer que solos no podemos hacer muchos de los cambios necesarios para mejorar nuestra salud. Nuestro concepto de familia y responsabilidad familiar es uno de los aspectos más positivos de nuestra comunidad, y es clave para mejorar el sistema de salud. Sin embargo, para hacerlo, todos debemos trabajar juntos. Debemos ayudarnos unos a los otros para volvernos lo más sanos posible, ya sea se trate de un tío, un hermano o una comadre. Esta serie es para ti porque hay mucho que puedes hacer para mejorar tu propia salud y la salud de otros.

Nos encontramos en un momento decisivo en que podemos mejorar nuestra vida. La promesa de las ciencias está ante nosotros, y debemos usar cada fragmento de información para cuidar de nuestro cuerpo, mente y espíritu. Por medio de la serie Buena Salud™, queremos ser tu compañero para lograrlo.

# Prólogo

Durante los últimos cuarenta años me he dedicado a llevar a todas las comunidades el mensaje de que la salud y el bienestar mental requieren la atención de la nación y que las enfermedades mentales pueden ser tratadas y controladas. En su libro *La guía de buena salud™ para superar la depresión y disfrutar la vida*, la Dra. Jane Delgado nos inspira con los relatos de hombres y mujeres que han tenido depresión, ofrece consejos que podemos usar para su tratamiento y control, y nos lanza el desafío a todos de poner fin al estigma relacionado con este serio trastorno.

Me frustra —y motiva— saber que el principal obstáculo para el tratamiento sigue siendo el estigma, algo que otros defensores de salud mental y yo venimos tratando de que se supere desde hace décadas. Con demasiada frecuencia, el estigma viene acompañado de distorsiones sobre la depresión y otras enfermedades mentales que vemos en los medios de comunicación. Necesitamos voces compasivas como la de la Dra. Delgado, que nos ofrezcan información exacta y práctica como la incluida en esta valiosa guía.

He oído comentarios de personas en todo el país sobre lo que han hecho para recuperarse de la depresión. Pero, lamentablemente, muchas inicialmente se negaron a buscar ayuda. Algunas no sabían que había ayuda a su disposición, y a otras les incomodó buscarla, incluso cuando estaba disponible. Si tú o un ser querido están deprimidos, les ruego que obtengan la ayuda que necesitan. La línea telefónica de ayuda *Su Familia National Hispanic Family Health Helpline*, 1-866-SU-FAMILIA (1-866-783-2645), disponible en español e inglés, es apenas uno de los muchos recursos maravillosos y dignos de confianza que la Dra. Delgado recomienda para encontrar servicios de salud mental gratuitos o de bajo costo cerca de ti.

En base a su experiencia como terapeuta clínica y defensora de la salud mental, la Dra. Delgado ofrece una guía concisa de lo que debe saber acerca de los muchos tipos de depresión y responde a la mayoría de las preguntas comunes que hacen los hispanos sobre la depresión. Les brinda a los lectores las mejores fuentes de información en Internet, una guía para hablar con tu proveedor de servicios de salud y herramientas para mantenerte al tanto de tu estado de ánimo, sueño, medicamentos y actividad física, a fin de ayudarte a tratar y controlar la depresión.

Tengo el orgullo de haber colaborado con la Dra. Delgado, que se cuenta entre los más respetados líderes de salud del país, desde que fui Primera Dama y luego como parte del Programa de Salud Mental del Centro Carter. Aplaudo su labor en *La guía de buena salud™ para superar la depresión y disfrutar la vida*, y estoy segura de que los lectores encontrarán en ella una fuente de esperanza y una vía hacia la recuperación y el bienestar.

—ROSALYNN CARTER
EX PRIMERA DAMA Y FUNDADORA DEL
PROGRAMA DE SALUD MENTAL DEL CENTRO CARTER

# Introducción

Sara participaba en varios deportes tan activamente que era difícil mantenerse al tanto de todas sus actividades. Cuando hablaba, se reía con frecuencia. También recuerdo lo juguetona que era, pero al verla ahora, se me hace obvio que simplemente había sido una experta en disimular su sufrimiento. Se ahorcó en su habitación para acabar con el dolor. Todo lo que quedaba de ella era su cuerpo en un ataúd, rodeado de seres queridos que no se habían percatado de la profundidad de su depresión

Escribir sobre la depresión es muy difícil porque abarca experiencias que a menudo son desoladoras. Otras son muy íntimas. Los sentimientos en torno a la depresión generalmente están en carne viva, y las heridas son muy profundas, ya sea que se trate de la experiencia con un amigo, familiar o paciente. Estos sentimientos hacen que hablar sobre la depresión sea esencial y, a la vez, muy difícil.

Cuando las personas comparten los detalles de su experiencia con la depresión, generalmente exponen sus puntos vulnerables y secretos que han callado mucho tiempo. Hacerlo requiere mucha energía y quizá sea el motivo por el cual se dedica tanto esfuerzo a aparentar que la depresión no es real. Existe la esperanza de que, como en el caso de una pesadilla, al despertar, haya desaparecido. Pero eso no es lo que sucede.

La depresión conlleva fundamentalmente pensamientos y sentimientos que hacen que la persona se sienta mal y se abstenga de hacer el tipo de actividades que disfruta. Aunque todos nos hemos sentido abatidos alguna vez y sabemos lo que se siente, muchos tenemos la tendencia a creer que, en todos los casos, la persona debería poder hacer que dichos sentimientos desaparezcan. Y aunque a veces ese quizá sea el caso, es posible que haya ocasiones en que, para recuperar la capacidad de disfrutar la vida, sean necesarios diferentes tipos de ayuda adicional.

Para sobreponernos a la depresión debemos estar lo más enterados posible al respecto. En nuestro lenguaje cotidiano, hablamos de *la depresión* al referirnos a una gran variedad de experiencias, desde las desilusiones que son parte de nuestra vida en la mayoría de los casos, hasta las ocasiones en que la persona es totalmente incapaz de desempeñar sus funciones.

No existe una sola causa conocida de la depresión. Ciertos acontecimientos pueden desencadenar depresión en algunas personas, pero en otras no. Es posible que una persona tenga una gran pérdida y esté triste por un tiempo, mientras que otra persona con el mismo tipo de pérdida tenga un episodio significativo de depresión. Actualmente no existe una prueba genética ni despistaje del cerebro que nos pueda indicar con certeza si alguien sufrirá o no una depresión profunda. La depresión se presenta en algunas personas y en otras no, y para superarla se requiere entendimiento, conocimientos y pasos concretos.

La depresión no es un estilo de vida ni algo que simplemente debe sobrellevarse. Es posible hacer mucho para lograr un mejor estado de ánimo. Demasiadas personas aguantan la depresión en vez de superarla. Nadie debe pasar el resto de la vida sufriendo, y por eso este libro es tan importante. La vida puede mejorar mucho si buscamos tratamiento para la depresión.

Si sabemos que la depresión es común y que existe un tratamiento para ella, ¿por qué la gente no está dispuesta a buscar ayuda?

Varios factores hacen que nos abstengamos de buscar ayuda, entre ellos (1) nos incomoda hablar sobre nuestros pensamientos y sentimientos, y a veces incluso somos incapaces de hacerlo, (2) tenemos ideas equivocadas sobre el tratamiento y (3) necesitamos herramientas y recursos.

Este libro aborda estos tres asuntos de maneras muy concretas. La primera parte trata extensamente una variedad de experiencias que caracterizan la depresión y lo que determina que se trate de algo más que simplemente tristeza. Las pruebas que se presentan aquí nos ayudan a aceptar que, aunque los valores que tenemos sobre el trabajo, el aguante y la familia nos sostienen, también pueden llevarse a un extremo y llegar a ser dañinos. Se detallan los aspectos biológicos de la depresión de una manera que nos ayuda a comprender la función que desempeñan el entorno, la genética y la actividad química y estructura del cerebro en desencadenar este trastorno. También ha quedado claro que existe una relación entre la depresión y enfermedades como la diabetes y las afecciones del corazón. El reto es comprender cómo darle el mismo valor al tratamiento de la depresión que el que le damos al tratamiento de la diabetes o las enfermedades del corazón. Tomando en cuenta lo que sabemos sobre una vida feliz y saludable, se presenta un Programa de 10 puntos para la salud y el bienestar como una manera razonable de realizar los cambios y ajustes necesarios para superar la depresión y disfrutar la vida.

La segunda parte se centra en poner a tu alcance los últimos conocimientos científicos respecto a los diferentes tratamientos disponibles. Es posible encontrar mucha información sobre las opciones de tratamiento en la prensa (esto es, en diarios, revistas, radio, televisión, Internet y medios sociales), pero gran parte de ella tiene como propósito alarmar, en vez de informar. Esta sección ofrece datos sobre algunos de los temas de vanguardia con respecto al tratamiento de la depresión (incluida la terapia de luz) y a la vez brinda las más recientes conclusiones sobre campos en los que aún hay muchas preguntas sin responder (como la terapia de estimulación cerebral). También describe la capacitación de los diferentes tipos de profesionales de servicios de salud mental.

La sección final (la tercera parte) ofrece una variedad de herramientas y recursos valiosos. Esta sección incluye preguntas que debes hacerle a tu proveedor de servicios de salud sobre la depresión, sugerencias sobre cómo escoger un psicoterapeuta e incluso un formato para ayudarte a estar al tanto de tus pensamientos y sentimientos.

Pero lo que distingue a este libro y lo hace muy especial es que cuando leas los relatos, sentirás una conexión con muchos de ellos y te ayudarán a comprender que *sí* puedes ser más feliz en la vida. El propósito de este libro es ofrecer información para mejorar la vida de todos: quienes padecen de depresión, quienes tienen seres queridos con depresión y quienes debemos lidiar con las consecuencias de la falta de tratamiento para la depresión. Una vez que reconozcas que hay opciones de tratamiento para aliviar la depresión, puedes tomar las medidas necesarias. Recuerda que si aplicas las lecciones aprendidas por otros, y que compartimos en este libro, como también las conclusiones científicas que se presentan aquí, podrás superar la depresión y disfrutar tu vida.

# *Primera parte*

## LA DEPRESIÓN TIENE MUCHOS ROSTROS

Tomás se sumergía totalmente en el trabajo porque sabía que era la única manera de lograr las cosas. Sabía que debía esconder lo que sentía porque no quería que nadie lo oyera quejarse. Pero la verdad era que ya no disfrutaba lo que antes le gustaba hacer ni encontraba nada nuevo que le produjera placer. También notaba que estaba muy triste.

Al parecer, mientras más triste se ponía Lourdes, menores las probabilidades de que la gente le hablara. Al caminar del trabajo a casa, se sorprendió al ver su rostro reflejado en un escaparate. Lourdes notó que su expresión era de rabia. En ese momento se dio cuenta de que cuando se sentía triste, parecía molesta.

La depresión tiene muchos rostros. Y no todos esos rostros son los esperados. El rostro de alguien con depresión puede cobrar cualquier forma. La depresión se puede encontrar en el rostro de un niño que ha perdido a su padre, la joven que no ve un futuro para sí misma o el jubilado que está cansado de vivir. Puede presentarse en jóvenes o ancianos, casados o solteros, hombres o mujeres, inmigrantes recientes o estadounidenses con raíces en este país desde hace diez generaciones, exitosos o no.

La depresión afecta a muchos, desde quienes al parecer lo tienen todo hasta quienes no tienen nada, mientras que a veces se salta a personas que parecen estar inundadas por factores de estrés en la vida. No existe una sola imagen para todos los rostros de la depresión. Aunque el aspecto triste puede ser indicio de que alguien está teniendo un problema, no siempre es señal de depresión. Es fácil equivocarse al interpretar la expresión en el rostro de otra persona, pues la manera de reflejar las emociones varía mucho de una persona a otra. Además, nuestra capacidad de interpretar expresiones faciales no siempre es tan buena como pensamos, y a menudo la determinan nuestra propia cultura y experiencias.

> Yvette llevaba años aguantando los gritos y conducta exigente de Óscar, pero un día se hartó y decidió que era hora de entablar una demanda de divorcio. Cuando le dijo a Óscar lo que había hecho, él se quedó mudo y comenzó a llorar. Yvette se sintió culpable de haber iniciado los trámites del divorcio. Lo que no sabía era que Óscar estaba llorando porque ella los había iniciado primero y, como resultado, tendría una ventaja cuando fueran a juicio.

Cuando alguien llora, a menudo lo consideramos una expresión de tristeza o empatía. El llanto es, al menos, una señal de emociones profundas, pero según la persona y situación, puede tener un significado diferente de lo que piensas. Una persona puede llorar de alegría, frustración, remordimiento o simplemente para suscitar la reacción deseada en quienes la observan. A veces cuando se sorprende a personas que están haciendo algo malo, lloran porque se sienten mal sobre lo que hicieron. Otros en esta situación lloran porque se sienten mal de que los hayan descubierto. La gente puede llorar por distintos motivos sin ninguna relación con la depresión.

En otros casos, las personas que están deprimidas pueden esconder su tristeza cuando están en público. Quizá parezca que son el centro de atención, pero cuando se van a casa, la sonrisa desaparece y retorna el vacío que sienten por dentro. En vez de admitir que pasa algo, muchas personas que están deprimidas esconden sus sentimientos en público para volver a la angustia que las atormenta cuando están solas. No se dan cuenta de que hay una mejor manera de vivir.

El factor común en los diferentes rostros de la depresión no es una expresión sino un sentimiento de profunda tristeza que no desaparece. Como resultado, con solo mirar a alguien, no es posible darse cuenta si está deprimido o simplemente triste debido a una gran pérdida o acontecimiento de la vida.

Además, el idioma que usamos para describir la depresión dificulta trasmitir los pensamientos. Con frecuencia, las personas no tienen palabras para expresar sus sentimientos y terminan usando palabras y expresiones que minimizan la intensidad de lo que sienten o lo tergiversan. Quizá digan, "Me siento triste", cuando una afirmación más exacta sería "No disfruto nada en la vida".

Es más, algunas personas que han tenido depresión toda la vida han aprendido a sobrellevarla escondiendo sus sentimientos de los demás. Pero sobrellevarla no es una estrategia para toda la vida. Lo mejor es usarla a corto plazo mientras se encuentra una solución más permanente para poder volver a disfrutar la vida.

La formulación de una estrategia de vida a largo plazo va más allá de preparar una lista con numerosas cosas por hacer. Es más, el solo hecho de hacer esa lista puede agravar la depresión: quizá te sientas abrumado por todo lo que debes hacer porque ni siquiera tienes la energía para encargarte de unas pocas de ellas.

En nuestra cultura, hay convicciones básicas que determinan lo que valoramos y hacemos. Aunque estos son los valores que te pueden hacer sentir feliz y tener éxito, también pueden hacerte sentir mal cuando los llevas a un extremo. En lo que respecta a la depresión, es posible distorsionar esos valores al punto en que es poco probable que una persona pueda tomar medidas para hacerle frente a la depresión en su vida.

Esto es problemático porque la depresión es omnipresente en todas las comunidades y debemos tratarla. Ya que prácticamente todos conocen a alguien que estuvo o está deprimido o cuidando a alguien con depresión, se han alcanzado muchos logros para reducir el estigma relacionado con este trastorno. Este estigma alguna vez fue muy fuerte y se basaba en tabúes culturales, pero ahora ha sido reemplazado por una renuencia, particularmente entre hispanos, a admitir que están deprimidos.

# Trabajo, aguante y familia

**1**

A muchos hispanos les cuesta admitir que tienen depresión porque esta no concuerda con sus convicciones ni valores básicos. Nuestros valores sobre el trabajo, el aguante y la familia pueden crear barreras para superar la depresión y llevar una vida más feliz.

## TRABAJO

La importancia del trabajo en la definición de la persona es inherente en nuestra cultura. Igualmente clara es la importancia de trabajar duro. Si por algún motivo no puedes trabajar y no tienes ningún problema visible, la gente te ve negativamente. Para los hispanos, esta necesidad de trabajar y producir es incluso más pronunciada que en la mayoría de los demás grupos. Incluso más fuertes son las consecuencias negativas cuando alguien no trabaja. Los hispanos dicen que la persona es floja o vaga, y la connotación es mucho más negativa. Como resultado, el ímpetu sano y saludable por trabajar lleva a las personas a esconder su depresión porque no quieren admitir que no pueden trabajar, y por lo tanto sufren todos los días en el trabajo.

El amor propio que se basa en el trabajo que realizamos también es un aspecto importante de nuestro bienestar mental. Cuando estás deprimido, a menudo no tienes la capacidad de trabajar o de trabajar bien. Quizá tengas dificultad para concentrarte, recordar o permanecer concentrado. Cuando la depresión es grave, quizá no puedas trabajar para nada y avisas que no puedes ir a trabajar, sin poder decir la verdad sobre la enfermedad que te mantiene en casa. Y lo que es peor, las personas a menudo se preocupan de que si admiten en su centro laboral que están deprimidas, es posible que todo su trabajo se ponga en duda porque tienen problemas "de la cabeza".

Es así que la buena ética laboral, un aspecto que distingue a nuestra cultura, también puede reducir nuestra capacidad de aceptar y reconocer que hay quienes no pueden trabajar porque la depresión es una constante en su vida. Nuestra gran ética laboral complica la situación porque las personas quizá no deseen hablar sobre sus experiencias con la depresión ni buscar tratamiento. Como resultado, las personas con depresión tienden a revelar muy poco sobre su aflicción, pues consideran que es mejor esconder lo que sienten. Todo lo que esperan es poder llegar al final del día y que la depresión se desvanezca. Muchas personas actúan así y, en parte, por esto es tan difícil tratar la depresión.

# AGUANTE

EL MENSAJE CULTURAL ES EL MISMO EN LA VERSIÓN FEMENINA Y LA MASCULINA de no mostrarse vulnerable: aguante o machismo. Para que te respeten, es necesario aceptar lo que te pueda estar sucediendo en la vida. Les transmitimos esto a los demás de muchas maneras, independientemente de edad y sexo.

Cuando los niños y adolescentes describen su tristeza, no los escuchamos tan atentamente como deberíamos porque la tendencia es restarle importancia a sus inquietudes, como si los jóvenes no pudieran tener problemas a su edad. Cuando los muchachos se muestran irritables, lo descartamos como simplemente parte de la adolescencia y no nos damos cuenta de que si estos sentimientos duran más de un año, es posible que se requiera ayuda profesional. Quizá les digamos a los chicos que simplemente lo superen, porque no nos percatamos de que el sufrimiento es real. El hecho es que los niños también sufren debido a, ya sea, poca autoestima, una pérdida o incluso depresión. Y así como hacemos caso omiso de lo que sienten los niños y adolescentes, también alentamos a los adultos a ignorar su propia experiencia. Esto es especialmente cierto en la comunidad hispana.

La sociedad sigue acondicionando a las latinas a aguantar y no hablar sobre los sentimientos negativos que puedan estar sintiendo. Enviamos el mensaje de que la respuesta no es quejarse sino simplemente tomar las riendas y seguir adelante. Si acabas de tener un bebé, se da por sentado que estés contenta. Si no lo estás, entonces debes mantenerte callada al respecto y simplemente reanudar tus labores. Las mujeres raras veces oyen sobre la alta tasa de depresión después del embarazo (depresión posparto). Aguantar implica que, incluso si estás sufriendo, no lo admites ni buscas ayuda.

Julio mencionó que era bueno estar con otros hombres en su nueva empresa porque simplemente se concentraban en lograr el objetivo. Todos llegaban con una idea específica en mente y trataban de hacer que surtiera efecto. A algunos les gustaba la empresa, otros eran menos entusiastas al respecto, pero ninguno parecía particularmente angustiado. Yo le recordé que los hombres no hablan con otros hombres sobre sus sentimientos. La respuesta de

Julio fue quedarse callado. Su silencio confirmó lo que yo acababa de decir. Los hombres no hablan sobre lo que sienten y, mucho menos, con otros hombres.

Así como aguantar es agobiante para las latinas, los hombres hispanos saben que, de ciertas maneras, ellos todavía tienen la tendencia al machismo que era norma en el pasado. Lo bueno del machismo es que hace que un hombre se sienta responsable de velar por su familia. La carga del machismo es que es necesario ser fuerte y recio, y nunca puedes expresar tristeza, ya que sería señal de debilidad. Como resultado, los hombres hispanos no se sienten cómodos hablando sobre sus sentimientos y hacen lo posible para bloquear los sentimientos relacionados con la depresión.

Cuando estos fuertes mensajes culturales se llevan a un extremo, se generan consecuencias negativas sin querer. Y aunque los valores culturales de aguante y machismo quizá hayan producido algunos resultados positivos, es posible aplicarlos indebidamente y que te hagan la vida insoportable. Esto es particularmente cierto entre los jóvenes que están aceptando su propia identidad sexual. Los jóvenes homosexuales son dos a tres veces más propensos a tratar de suicidarse que otros jóvenes. Este riesgo disminuye considerablemente en un entorno de apoyo. Los roles sexuales son mensajeros complejos sobre lo que la cultura valora, y la depresión ocurre cuando las personas están conscientes de lo que son y reconocen las barreras que su identidad sexual les crea.

Las lecciones importantes que se derivan de esto incluyen que no es saludable (1) que las latinas crean que deben aceptar todo lo negativo que les trae la vida, (2) que los hombres hispanos crean que ser hombre significa que deben esconder los sentimientos de la depresión y (3) que los jóvenes crean que no pueden ser auténticos. El aguante es bueno, pero debe ser atenuado por una buena dosis de prudencia.

# FAMILIA

LA IMPORTANCIA DE LA FAMILIA (SEAN PARIENTES CONSANGUÍNEOS O NO) y de tener una conexión con otras personas está bien documentada. En comunidades de todo el mundo, los parientes ayudan a sobrellevar tiempos difíciles y a celebrar todos los acontecimientos de la vida. El valor de la familia como fuente de apoyo y sustento es esencial para todas las sociedades.

También sabemos que muchas más familias de las que quisiéramos reconocer no desarrollan el tipo de entorno que promueve relaciones saludables. Esto pasa a ser un problema cuando la familia colabora para encubrir si algo sale mal y, al hacerlo, fomenta conducta indeseable. En estas familias, las personas solo buscan ayuda de familiares y nunca le piden ayuda a nadie más porque se verían forzadas a revelar que existe un problema.

Hortensia envió una invitación a sus hijos, cónyuges y nietos para cenar en su casa. Venía de una familia numerosa y estaba deseosa de tener una reunión familiar. A Hortensia le sorprendió y dolió que varios miembros de la familia dejaran en claro que no querían ir a la reunión. No se había dado cuenta de que existían verdaderos problemas. Había decidido pasar por alto que la depresión, mentiras, alcoholismo, abuso y problemas judiciales habían generado fricciones entre ellos.

Algunas personas maquillan las relaciones que tienen con sus familiares para aparentar que todo va bien. Por eso, cuando alguien está deprimido, con demasiada frecuencia, la manera en que la familia aborda el asunto puede ser parte del problema. En esas familias, las personas pasan por alto los problemas o hacen como que no existen y, como resultado, a veces terminan haciendo que las cosas empeoren para todos. Por eso es importante alentar a todos a hablar sobre la depresión y el bienestar mental en diferentes entornos.

Ninguna familia puede hacerle frente a la depresión por sí sola ni debe pensar que tiene que hacerlo. Por eso es necesario que hablemos sobre la depresión y busquemos ayuda fuera de la familia. Aunque la familia puede ser útil, existen límites a lo que uno de sus miembros puede hacer. El desafío es usar la fortaleza que las familias pueden infundirle a una persona junto con las mejores opciones de tratamiento para el tipo de depresión que tienen. Poder hablar sobre la depresión significa llevar los aspectos positivos de nuestros valores con respecto al trabajo, el aguante y la familia a la dimensión terapéutica. Hablar sobre la depresión es el primer paso en el camino hacia la recuperación.

Cuando hablo ante un grupo con respecto a la salud, además de tratar las principales inquietudes sobre la salud física, también hago preguntas relacionadas con el bienestar personal y, más directamente, sobre las experiencias de los miembros con la depresión. Aunque en la mayoría de los casos las personas están dispuestas a hablar sobre dolencias físicas como la diabetes y las enfermedades del corazón, cuando pregunto sobre la depresión, el ambiente en la sala cambia. Generalmente hay una pausa incómoda en la conversación.

Noto que las personas se miran unas a las otras. Lo que generalmente sucede después es que una mujer en el grupo comienza a hablar con vacilación sobre una experiencia que tuvo con la depresión. Las otras mujeres prestan mucha atención. Los hombres, en su mayoría, se quedan callados y algunos incluso evitan mirarme a los ojos porque no quieren que los haga participar en la conversación. En ocasiones como estas está claro que existen diferencias en la facilidad que tienen los hombres y mujeres para hablar sobre sus sentimientos.

La investigación ha demostrado que la sociedad les enseña a las mujeres a estar más al tanto de sus sentimientos, saben expresarlos mejor y también saben que en algunas situaciones es aceptable hablar sobre trastornos como la depresión. Para los hombres, la situación es totalmente distinta. Con demasiada frecuencia, los varones que tienen depresión permanecen callados sobre su experiencia porque no cuentan con las palabras para describir sus sentimientos ni lo que les está pasando por dentro. Es posible que los hombres sientan mucha angustia y, debido a que esos sentimientos son los que no se supone que tengan ni revelen, piensan que deben hacer lo posible por ahogarlos. Sin un escape saludable para esos sentimientos de depresión, algunos hombres —y, cada vez más, algunas jóvenes latinas— toman bebidas alcohólicas en exceso o consumen otras drogas para esconder la depresión que los embarga.

En nuestras comunidades se pasa por alto o esconde mucho sufrimiento porque no sabemos hablar sobre temas profundamente personales y emocionales. Eso lo intensifica el concepto común pero incorrecto de que estar deprimido es una opción personal. Nadie opta por sentirse infeliz.

Demasiados hombres, mujeres y niños llevan una vida que podría ser más feliz si supieran que tienen una aflicción para la cual existe tratamiento. Para ayudarnos a todos, debemos dejar de usar el lenguaje que, ya sea, minimiza la seriedad de la depresión o menosprecia y culpa a las personas agobiadas por este trastorno todos los días de su vida.

# Cómo reconocer los indicios

Parte del problema sobre nuestro entendimiento de la depresión es que usamos la palabra para hablar sobre una gran variedad de experiencias. A veces, cuando estamos tristes, usamos la palabra deprimido para describir lo que sentimos y confundimos eso con la depresión. La depresión es mucho más que la tristeza que sientes porque no recibiste la llamada telefónica que esperabas o el regalo que querías.

Estar triste y permanecer triste durante varias semanas seguidas puede ser un indicio de una situación más seria. Sentirse infeliz es diferente de una depresión grave que quizá tengas en una ocasión en la vida o que es un suceso recurrente que agota tus recursos emocionales y crea un vacío que consume toda esperanza y genera desesperación. Este tipo de depresión de amplio espectro consume la energía necesaria para mejorarse de quien la tiene y las personas más cercanas a ella.

Con el tiempo, la depresión distorsiona más y más aspectos de la vida de la persona a medida que los sentimientos negativos y la incapacidad de hacer cosas se convierten en un aspecto integral de su vida. Las personas sumamente deprimidas sienten una tristeza profunda que las abruma y paraliza.

Comprender la profundidad de la depresión y la importancia de mejorarnos también significa que no podemos permitir que nos confundan los estereotipos en los medios de prensa que presentan la depresión como algo que solo se presenta entre los ricos de raza blanca, que no son hispanos. De hecho, los datos indican que es más probable que los hispanos, afroamericanos y estadounidenses de origen asiático tengan depresión que los blancos no hispanos. La depresión se da en todas las comunidades. Es tan común que todos los años, 1 de cada 15 personas tiene un trastorno depresivo grave.

Ya que la salud abarca el bienestar del cuerpo, mente y espíritu, es importante usar ese marco para comprender lo que estamos pasando, de manera que podamos tomar los pasos necesarios para mejorar. Los indicios y síntomas de la depresión presentados por el Instituto Nacional de Salud Mental (NIMH, por sus siglas en inglés) se describen abajo en grupos, conforme a una visión más integral de la depresión. La lista incluye cambios no intencionales en el funcionamiento del cuerpo, cuando la mente no se desempeña tan bien como en el pasado y cuando la vida merma y agobia el espíritu. Si tienes algunos o todos los síntomas enumerados a continuación durante más de dos semanas y no tienes enfermedades físicas que los justifiquen, debes considerar recurrir a un profesional.

# CUERPO (CAMBIOS NO INTENCIONALES)

## SUEÑO
Ya no puedes dormir como solías hacerlo. El número de horas que duermes es otro o la calidad del sueño te ha cambiado. Quizá duermas más horas o descubras que solo puedes dormir unas cuantas horas a la vez. Quizá te cueste conciliar el sueño o permanecer dormido.

## COMIDA
La cantidad de comida que consumes ha cambiado, a pesar de que no te propusiste que así fuera. Estás comiendo mucho más o

menos de lo normal. Fíjate si tienes un cambio de peso que no fue intencional. Algunas personas con depresión aumentan de peso y otras adelgazan.

## DOLOR

Quizá no te sientas bien físicamente. Es posible que tengas dolencias, dolores de cabeza, cólicos menstruales o problemas digestivos constantes que no desaparecen.

# MENTE (NO FUNCIONA BIEN)

## ANSIEDAD

Estás intranquilo. Es posible que en diferentes ocasiones te sientas triste, ansioso o incluso como si fueras incapaz de sentir nada.

## MALHUMOR

Quizá tengas mal genio y te molestes fácilmente. A veces tienes dificultad para estar en un lugar y tienes la necesidad de moverte.

## FALTA DE ALEGRÍA

Es difícil encontrar cosas que te den placer. Incluso las cosas que te gustaba hacer han dejado de parecer agradables, incluida la intimidad sexual.

## CONFUSIÓN MENTAL

No puedes pensar como solías hacerlo. No puedes concentrarte en nada, te olvidas de los detalles, se te enredan los pensamientos y, cuando te ofrecen opciones, tienes dificultad para decidir lo que quieres hacer. Se te hace difícil tomar decisiones.

# Espíritu (disminuido)

## Falta de energía
No tienes energía para hacer nada.

## Sin esperanza
Sientes que la esperanza ha desaparecido de tu vida y que esta no mejorará.

## Indigno
Sientes que las cosas que te han salido mal en la vida son tu culpa, que no eres digno de nada bueno en la vida o que no hay nada que puedes hacer para mejorar tu situación.

## Muerte
Has pensado en suicidarte o, en efecto, has tratado de hacerlo.

La depresión se puede encontrar en todas las comunidades y puede ocurrir en cualquier momento de la vida de una persona. Las consecuencias de la depresión adolescente nos deben preocupar a todos. Todos los años tratan de suicidarse más latinas menores de dieciocho años que ningún otro grupo de muchachas. Esto debería ser inaceptable; sin embargo, esta tasa se ha mantenido igual durante casi quince años. La explicación para este alto índice de intentos de suicidio por jóvenes latinas es que, independientemente de ingresos familiares o si la familia tenía seguro médico, los adolescentes hispanos son menos propensos que las personas blancas no hispanas a obtener medicamentos para el tratamiento de la depresión grave o de recibir otros servicios de salud mental.

En el otro extremo del espectro, algunos de nuestros ancianos tienen todos los síntomas de depresión pero los pasamos por alto. En vez, atribuimos su sufrimiento al envejecimiento o la confusión. Si pasáramos más tiempo con ellos, quizá nos sorprendería descubrir que están solos, que nadie los está cuidando y que, de hecho, están clínicamente deprimidos. Tenemos mucho que aprender sobre la depresión a toda edad.

Para tener un mejor entendimiento sobre la depresión, los Centros para el Control y Prevención de las Enfermedades (CDC, por sus siglas in inglés) les pidió a 235,067 adultos que describieran su experiencia durante las dos semanas previas. La encuesta que se utilizó fue el Sistema de Control de Factores Conductuales de Riesgo (BRFSS, por sus siglas en inglés) del CDC, que funcionarios de dicha institución describen como "el mayor sistema continuo de encuestas telefónicas sobre la salud del mundo, que se mantiene al tanto de enfermedades y conductas ·riesgosas anualmente· desde 1984 en Estados Unidos".

Las respuestas proporcionadas por la gente indicaron que, apenas en las dos semanas anteriores, 1 de 11 personas presentaba los criterios para depresión y que 1 de cada 30 presentaba los criterios para depresión grave. Lo revelador fue que no todos tenían los mismos riesgos de tener depresión. Por ejemplo, las mujeres que habían estado casadas o nunca se habían casado tenían una probabilidad mayor que las casadas de tener síntomas de depresión. Los hispanos y las personas no hispanas, de ya sea raza negra u otras razas, eran más propensos a reportar depresión grave que los blancos no hispanos.

Lo que queda claro de este estudio es que la depresión es un trastorno común: muchas más personas de lo previsto describieron síntomas depresivos. Lo bueno es que hay maneras en que puedes llevar tu vida para reducir la probabilidad de deprimirte, y si se te diagnostica depresión, existen tratamientos.

El diagnóstico en sí es difícil por muchos motivos. Además de las muchas situaciones que caen bajo el amplio espectro de la depresión, el diagnóstico en sí no es tan objetivo como interpretar la radiografía de un hueso fracturado. Determinar si lo que la persona está sintiendo es depresión toma tiempo, experiencia y buen criterio clínico.

La mayoría de los proveedores de servicios de salud mental usa el Manual de Diagnóstico y Estadísticas (DSM, por sus siglas en inglés) de la Asociación de Psiquiatría de Estados Unidos (APA, por sus siglas en inglés) como guía para el diagnóstico y tratamiento potencial. El DSM también ofrece un marco para reportar información a las aseguradoras sobre trastornos específicos que se están tratando. El manual abarca trastornos de salud mental en niños y adultos. La edición más reciente (DSM-IV) se publicó en 1994, y solo se hicieron ciertos cambios en el texto en el 2000. Desde entonces, se han constituido muchos grupos de trabajo para actualizar el DSM y hacer que esté más conforme con los actuales conocimientos científicos. Se tiene previsto que la edición actualizada (DSM-V) se publique en mayo del 2013. Entretanto, el proceso de actualización ha incluido comentarios de miles de profesionales, pacientes e investigadores que han enviado sus impresiones y conclusiones de investigación para ayudar a hacer que la siguiente edición sea un documento con mayor relevancia.

En el campo de la depresión, se han sugerido muchos cambios en base a las últimas investigaciones y descubrimientos científicos. Una de las recomendaciones es que se aumente la importancia de la ansiedad como parte del cuadro clínico de depresión. Otra sugerencia es que el manual incluya la depresión relacionada con el duelo como suceso que puede producir un episodio de depresión grave. El tema que está generando más comentarios es cómo hacerle frente al trastorno distímico (la depresión continua que dura varios años, pero con síntomas no tan agudos como los de la depresión grave). La propuesta actual es cambiarle de nombre a trastorno distímico a trastorno depresivo crónico.

Quizá todo esto parezca cuestión de semántica, pero las ramificaciones son muy importantes porque el diagnóstico se usa a fin de determinar las opciones más eficaces de tratamiento para la persona. Esto tiene muchas repercusiones, ya que ninguna intervención ni medicamento funciona en todos los casos, aunque las personas tengan el mismo diagnóstico. Los matices de las experiencias y química cerebral de cada persona, combinados con los recursos a su disposición, ayudan a determinar cuáles opciones de tratamiento y cambios de vida producirán los mejores resultados.

Los conocimientos científicos han confirmado ciertas cosas, pero ofrecen un marco general, más que detalles específicos, sobre cómo combatir la depresión. Según el NIMH, una rama de los Institutos Nacionales de Salud (NIH, por sus siglas en inglés), la mejor opción de tratamiento para la depresión moderada posiblemente sea la psicoterapia. Para casos más graves o diferentes grupos de edad (adolescentes o adultos mayores, por ejemplo) la combinación de medicamentos y psicoterapia puede ofrecer mejores resultados. Queda pendiente que el proveedor de servicios de salud y el paciente determinen la terapia específica y los medicamentos que surtirán efecto en ese paciente en particular.

# Más que tristeza

## 3

Recuerdo cómo me sentí cuando murió mi madre. Ella era muy joven. Apenas tenía sesenta y siete años, y yo todavía la necesitaba muchísimo. Lo primero que sentí después de su muerte fue un dolor muy agudo en la mandíbula. No sabía de dónde venía y fui a ver a mi internista. Me dijo que la razón del dolor en la mandíbula era que, probablemente, había pasado varios días apretándola. Me preguntó si estaba bien, y le dije que sí. Había tenido que tomar innumerables decisiones en los últimos tres días para mantener viva a mi mamá. Fue más estresante de lo que imaginé. Y luego, falleció.

Después de su muerte no podía dormir de noche y, para mi sorpresa, perdí diez libras en tres semanas, sin tratar. Simplemente no podía comer. Era intolerable siquiera pensar en comida y, cuando trataba de alimentarme, no podía tragar; sentía que se me atracaba la comida en la garganta. No quería ni escuchar música porque suscitaba en mí emociones que no podía tolerar. Incluso ver ropa en mi color preferido, rojo, parecía estimular en exceso mis sentidos. Mis suéteres rojos parecían chillar cuando los veía. Mirarlos era demasiado intenso, por lo que los doblé y guardé.

Fue entonces que me di cuenta de que tenía síntomas de depresión y decidí consultar a un profesional de salud mental para asegurarme de que me recuperaría.

La mayoría de nosotros diría que cuando las personas están deprimidas, se ponen tristes o lloran todo el tiempo. El hecho es que, en la mayoría de casos, alguien con depresión no está triste todo el tiempo; a veces una persona deprimida puede parecer contenta, malhumorada o incluso intranquila.

Ten en cuenta que usamos las palabras *depresión* y *deprimido* para describir situaciones diferentes, muchas de las cuales no son consideradas depresión clínica. Para la mayoría de las personas, la palabra *deprimido* indica que alguien está triste o afligido, o ha tenido un mal día. Sin embargo, a veces la tristeza se considera típica y es de esperar. Por ejemplo, cuando tienes una pérdida, se espera que sientas tristeza; de hecho, si no fuera así, sería motivo de preocupación. Si un ser querido muriera y no te sintieras triste, se te consideraría poco sensible, frío o incluso extraño. Pero la depresión es diferente a la tristeza. Es un sentimiento que va más allá de la aflicción y dura mucho más tiempo.

La depresión también es difícil de diagnosticar con exactitud porque se basa en lo que decimos. En las mejores circunstancias, nos faltan las palabras o la facilidad para expresarnos y explicar nuestros sentimientos debidamente. Cuando estamos deprimidos, incluso se vuelve más difícil encontrar las palabras para decir lo que sentimos. Este hecho también dificulta el diagnóstico de la depresión.

En la mayoría de los casos, no es complicado obtener un diagnóstico para los problemas de salud. Cuando recibes un diagnóstico de hipertensión o diabetes, se debe a que las pruebas que te hizo tu proveedor de servicios arrojaron resultados demasiado altos. En base a esos resultados, tu proveedor de servicios de salud te recetará medicamentos, recomendará cambios de estilo de vida y hará que te hagas pruebas de glucosa y presión con frecuencia.

En cambio, no existe una sola prueba o evaluación objetiva para determinar si una persona está deprimida. Se pueden hacer ciertas preguntas, y hay cuestionarios escritos que la persona puede llenar, pero a fin de llegar a un diagnóstico exacto, la persona debe poder comprender las preguntas, responderlas y sentirse cómoda de hacerlo francamente. Tratar de determinar si alguien tiene depresión es difícil porque la precisión del diagnóstico depende de la calidad de la comunicación.

Con los hispanos, el diagnóstico es incluso más complicado debido a que las dificultades de idioma y cultura están ligadas a nuestra manera de describir qué y cómo nos sentimos. A menudo nos faltan palabras para describir nuestra desesperación cuando tratamos de traducir al inglés lo que estamos pasando. Es más, nuestra convicción de que no debemos quejarnos de lo que nos pasa sino, más bien, sobrellevar cualquier cosa desagradable que estemos sintiendo dificulta incluso más que reconozcamos que lo que nos está sucediendo requiere tratamiento y atención.

Es complicado obtener un diagnóstico preciso porque a veces los síntomas de la depresión son similares a los síntomas de muchas aflicciones físicas (como dolencias generalizadas, dolor de cabeza, problemas del estómago y demás). El diagnóstico de la depresión se complica incluso más en el caso de mujeres e hispanos porque las investigaciones indican que cuando miembros de estos grupos reportan síntomas físicos, con frecuencia se desoyen o desestiman. Además, el diagnóstico de la depresión es difícil porque los síntomas pueden variar según la edad (desde niños hasta adultos mayores), sexo y en base a la situación o el contexto de la depresión.

# TIPOS DE DEPRESIÓN

LA DEPRESIÓN ES UN TRASTORNO DEL ESTADO ANÍMICO QUE ABARCA varios tipos de aflicciones. Estas pueden variar de una persona a otra, en base a la edad, sexo, expectativas y valores culturales de la persona, y lo que está sucediendo en su vida que posiblemente haya desencadenado el episodio. El NIMH asigna un nombre diferente a cada tipo de depresión, según su severidad (desde depresión grave hasta distimia); el momento en que se presenta, por ejemplo, después de dar a luz (depresión posparto) o durante temporadas de menos luz natural (trastorno afectivo estacional [SAD, por sus siglas en inglés]), o por la severidad de otros síntomas (trastorno bipolar o depresión psicótica). Las denominaciones del NIMH son similares a las que se encuentran en el DSM, aunque hay ciertas diferencias. La información a continuación tiene como propósito servir de guía para darte un mejor entendimiento de la variedad de trastornos y algunas de las características que los definen.

## TRASTORNO DEPRESIVO GRAVE

Cuando tienes un *trastorno depresivo grave*, también llamada depresión grave, tus relaciones con otras personas, tu vida familiar, tu trabajo y los aspectos placenteros de la vida parecen paralizarse, y no puedes ni quieres hacer las cosas que normalmente harías. En esta situación, las personas carecen de la energía y deseo de proseguir con su vida. Para algunas personas, este tipo de depresión grave puede suceder una vez en la vida (episodio singular), mientras que en otras puede presentarse en diferentes momentos de la vida (recurrente).

Ana y Edgar eran conocidos por familiares y amigos como una pareja muy trabajadora. Siempre parecían estar ocupados con diversos proyectos. Ana se la pasaba tratando de ayudar a gente a capacitarse, mientras que Edgar dedicaba largas horas a su pequeña empresa. Habían sido amigos antes de ser novios, y llevaban muchos años de casados. Sin embargo, al mirar a Edgar, a Ana le parecía muy diferente del hombre con quien se había casado; a veces incluso parecía estar ansioso. Con los años, Ana sentía una pesadumbre cada vez mayor en su relación que no lograba comprender. Generalmente sucedía cuando Edgar se ponía ansioso y ni siquiera estaba interesado en tener relaciones sexuales. Una noche, mientras cenaban, Edgar la miró y dijo abruptamente, "Estoy tan deprimido y llevo toda la vida así". Ana se quedó atónita y respondió, "¿Cómo puede ser? Nunca te he visto triste ni llorando, y estamos juntos desde hace tiempo". Él siguió mirando su plato mientras se le llenaban los ojos de lágrimas y dijo, "No estás conmigo todo el día. He estado deprimido toda mi vida... Así ha sido toda mi vida... Simplemente he aprendido a esconderlo".

## DISTIMIA

Cuando los síntomas de la depresión parecen leves y duran mucho tiempo, es posible que la persona tenga *distimia o trastorno depresivo crónico* (el término propuesto para el DSM-V). En este caso, la persona tiene un cuadro anímico de depresión la mayoría de los días, se siente así desde hace por lo menos dos años y no ha tenido periodos de dos meses sin estos sentimientos de tristeza. En los niños y adolescentes, los sentimientos deben durar por lo menos un año y también incluyen irritabilidad. Aunque no sea tan seria como la depresión grave, la distimia generalmente dura más tiempo. A veces es difícil diagnosticar la distimia porque lo que la persona experimenta no es tan discapacitante como un trastorno depresivo grave. A veces, la persona puede cumplir con sus obligaciones a pesar de que los sentimientos negativos persisten. Algunas personas con distimia también pueden tener episodios de depresión grave durante su vida.

## DEPRESIÓN POSPARTO

En la comunidad hispana, en la que las familias numerosas son más comunes y tener hijos es motivo de celebración, es particularmente difícil aceptar que existe un tipo de depresión que algunas madres sienten dentro de los seis meses posteriores a dar a luz, conocida como *depresión posparto*. Este tipo de trastorno depresivo grave es inconcebible porque, para la mayoría de las mujeres y especialmente las hispanas, tener un bebé es una ocasión muy feliz. Aunque esto quizá sea cierto en la mayoría casos, para 10 a 15% de las mujeres, el periodo posterior al parto es muy difícil. Es un momento complicado para estas mujeres debido a los muchos cambios en su vida y todos los ajustes que es necesario hacer cuando se añade un nuevo miembro a la familia. Al mismo tiempo, las hormonas del cuerpo pasan por fluctuaciones considerables y comprometen la estabilidad emocional.

## TRASTORNO AFECTIVO ESTACIONAL

Alberto estuvo atareado todo el verano. Se levantaba temprano y salía a trabajar. Todos los días traían nuevos desafíos y duro trabajo físico. Alberto se reía con la cuadrilla y a veces incluso traía un almuerzo especial para compartir con sus compañeros. Al llegar el otoño, el trabajo cambió y tuvo que pasar más tiempo bajo techo. Se dio cuenta de que no estaba durmiendo tan bien y comenzó a subir unas cuantas libras, lo cual atribuía al invierno. A medida que se prolongaban las noches, se le hizo más difícil concentrarse en el trabajo que tenía que hacer y descubrió que se distraía fácilmente. Alberto todavía estaba haciendo el mismo tipo de trabajo pero lo estaba disfrutando menos, y todos los días se le hacía más difícil levantarse e ir a trabajar. Simplemente no quería levantarse de la cama.

Cuando Ileana me contó sobre su esposo, apenas pude imaginarme lo difícil que había sido su vida. Aunque sus familiares y amigos los consideraban la pareja perfecta, Ileana sabía que su vida era mucho más complicada de lo que parecía. Todos los inviernos, especialmente alrededor de las fiestas, José se ponía temperamental. Con el transcurso de los días, su humor daba pie a depresión, que imposibilitaba que disfrutara la vida que habían forjado juntos. José simplemente se perdía en la niebla que parecía embargarle la mente. Ileana se sentía impotente mientras veía que el ser que amaba volvía a caer en su depresión invernal.

Las personas con *trastorno afectivo estacional* descubren que a medida que la luz natural disminuye en el invierno, los síntomas de la depresión les aumentan. Se trata de un trastorno depresivo grave en el que sabemos que la luz desempeña una función crucial. Aunque se ha identificado la luz como un factor desencadenante del trastorno afectivo estacional, solo la mitad de las personas afectadas responden a la terapia de luz por sí sola.

## OTROS TIPOS DE TRASTORNOS QUE INCLUYEN DEPRESIÓN

También hay personas que parecen pasar por altibajos emocionales considerables que no están relacionados con acontecimientos en su vida. Cuando esto ocurre, se dice que la persona tiene un *trastorno bipolar* o *maníaco-depresivo*. El uso de la palabra *maníaco* describe ciclos en los que la persona parece muy ocupada y participa en muchas actividades, pero no es productiva. El número de personas con trastorno bipolar parece estar aumentando. Se calcula que entre los adultos con un trastorno bipolar, 50 a 66% empezó a tener síntomas de la enfermedad antes de cumplir diecinueve años. Las personas con *depresión psicótica* pueden tener alucinaciones o falsas ilusiones, además de la conducta característica de la depresión. El trastorno bipolar y la depresión sicótica son menos comunes que la distimia o depresión grave.

Aunque estas descripciones ofrecen un poco de información, difieren de una persona a otra. Obtener un diagnóstico profesional es esencial para poder recibir el tratamiento que producirá los mejores resultados para ti.

# La depresión y su relación con otros problemas de salud

El mayor desafío es atender todas nuestras afecciones médicas. En la mayoría de los casos, la recuperación requiere que hagamos algo al respecto, y estar deprimido dificulta que hagamos las cosas que queremos y debemos hacer. Por lo tanto, los proveedores de servicios de salud saben, en su mayoría, que deben tratar la depresión junto con cualquier otro trastorno presente.

La relación entre la depresión y otras afecciones médicas crónicas está bien documentada. Sabemos que si tienes diabetes, por ejemplo, es más probable que también tengas depresión. Lo mismo sucede con las personas con problemas del corazón.

## Diabetes

Si tienes diabetes de tipo 2 y depresión, quizá te preguntes si un trastorno causó al otro. La depresión puede aumentar la probabilidad de tener diabetes de tipo 2, pero también es cierto que tener diabetes de tipo 2 aumenta la probabilidad de recibir un diagnóstico de depresión. No se sabe si una causa la otra. Una razón posible de que las mujeres con síntomas depresivos tienen un mayor riesgo de diabetes puede ser la relación entre el estrés y la depresión. A medida que el cuerpo de la mujer produce más cortisol —la hormona relacionada con el estrés— le aumenta la grasa abdominal. Esta es un factor de riesgo para el síndrome metabólico, uno de los trastornos que aumenta la probabilidad de tener diabetes. Es interesante señalar que aunque los hombres que están bajo estrés también producen cortisol, en su caso no producen grasa abdominal.

# ENFERMEDAD CORONARIA (CARDIOPATÍA ISQUÉMICA)

Si tienes una enfermedad coronaria, tienes probabilidades tres veces más altas de recibir un diagnóstico de depresión que alguien que no la tiene. Los síntomas depresivos también aumentan la probabilidad de que alguien con una gran variedad de problemas cardiacos tenga un ataque al corazón o sea hospitalizado por problemas del corazón. Por lo tanto, es esencial controlar los síntomas de depresión de las personas con trastornos que pueden resultar en una reducción repentina del flujo de sangre al corazón.

Algunas de las hormonas relacionadas con el estrés —un probable precursor de la depresión— también pueden tener un impacto en el corazón. Lo que todavía no está claro es si la depresión realmente causa problemas del corazón. Sin embargo, definitivamente existe una relación entre los dos, y los proveedores de servicios de salud deben concentrarse en tratar ambas afecciones. Es posible que algunas de las hormonas vinculadas con el estrés también tengan un impacto en el corazón. Aunque no contamos con todos los datos, tenemos la certeza de que el estrés psicológico crónico no es bueno para el corazón.

El estrés es un problema para las personas de todas las edades. Un estudio que examinó a adolescentes concluyó que incluso cuando se toman en consideración las diferencias de peso, ingresos, educación y sucesos de la vida, aquellos adolescentes que reportaron más estrés interpersonal diario tenían un nivel más alto de una proteína (llamada proteína C reactiva) que está relacionada con la inflamación y los problemas cardiovasculares. De manera similar, las personas —especialmente los hombres— que esconden la ira y sentimientos hostiles, ponen en peligro la salud del corazón. Incluso cuando se induce el estrés mental experimentalmente, las personas con enfermedades cardiovasculares son más propensas a producir sustancias dañinas para el corazón.

En un estudio de 215 adultos saludables, se documentó que a medida que envejecemos, la depresión parece tener un impacto en la salud del corazón de diferentes maneras. Los investigadores usaron el Índice de Bienestar Personal (Personal Well-Being Index) para determinar qué personas tenían síntomas de depresión. Las conclusiones indican que los síntomas de depresión en los hombres ancianos parecen perjudicar el funcionamiento del corazón más que en las ancianas.

Independientemente del tipo de problema del corazón que alguien tenga (cardiopatía isquémica, angina inestable, ataque del corazón, fallo cardiaco, recuperación de *bypass* coronario), los investigadores han descubierto que de 15 a 20% de las personas con un problema del corazón tienen un trastorno depresivo grave. Además, hay un grupo más numeroso con indicios de depresión más leve. Es importante tomar esto en cuenta para la plena recuperación de la persona después de un problema cardiaco.

Además de diabetes y enfermedades del corazón, existe una relación entre la depresión y otras múltiples afecciones. Por ejemplo, los hispanos con artritis reumatoide —especialmente los recién llegados a Estados Unidos— son más propensos a tener síntomas de depresión y angustia psicológica que los no hispanos. Lo que todavía no se sabe es si la depresión causó los trastornos o si estos causaron la depresión. Independientemente de lo que se haya presentado primero, cuando se recibe un diagnóstico de depresión, es más difícil hacer lo necesario para cuidarse.

Las personas con un diagnóstico de diabetes o VIH tienen una capacidad menor de hacer el seguimiento de su propia atención cuando también se les diagnostica depresión. Están surgiendo ciertos datos que nos ayudan a mejorar nuestro entendimiento y a cuidarnos mejor. El hecho ineludible es que el diagnóstico adicional de depresión aumenta las probabilidades de que tengas un resultado poco favorable.

Independientemente del tipo de depresión u otras afecciones médicas que las personas puedan tener, deben actuar en base a las instrucciones que reciban de su proveedor de servicios de salud. Cuando comiences a implementar tu plan de tratamiento, quizá sientas que tienes que forzarte a hacer lo que sabes que debes hacer, pero a veces esa es la única manera de comenzar.

# Factores biológicos de la depresión

## 4

) No sabía que la depresión es una enfermedad. —Leonor

NUESTROS PENSAMIENTOS, SENTIMIENTOS Y CONDUCTA SON COMPLEJOS. Para comprender qué los hace diferentes en cada uno de nosotros, debemos examinar todas las partes que nos llevan a hacer lo que hacemos. Tenemos genes que nos predisponen a las enfermedades o nos protegen de ellas, células que determinan nuestra estructura cerebral y la composición bioquímica del cerebro y el cuerpo. También interactuamos con el entorno externo, que afecta todo. Para comprender lo que debes hacer para superar la depresión, es necesario que sepas más sobre la biología de la depresión.

## GENES

TU CUERPO TIENE APROXIMADAMENTE DIEZ BILLONES DE CÉLULAS. EN EL centro de cada célula, hay estructuras que parecen hilos (cromosomas) que contienen los genes. Los genes contienen el ADN (ácido desoxirribonucleico) que heredas de tus padres. La mayor parte del ADN se encuentra en el centro (núcleo) de cada célula; esto se denomina el ADN nuclear. También se puede encontrar una pequeña cantidad de ADN en otras partes de la célula (ADN mitocondrial).

Los genes son los componentes del ADN que tienen las instrucciones para crear cada parte del cuerpo. Cada célula tiene aproximadamente 20,000 genes. Todos estos componentes funcionan juntos y son parte lo que determinan quién eres. Todavía estamos aprendiendo mucho sobre los genes.

Se suponía que el mapeo del genoma humano nos permitiría tener un mejor entendimiento de muchas enfermedades, incluida la depresión. Por eso, a partir del 2003, se presionó mucho para tratar de identificar y aislar el gen de la depresión. Se esperaba que los genes nos ayudaran a identificar quiénes corren el riesgo de tener depresión. A medida que la investigación avanzaba, se hizo evidente que solo unas cuantas enfermedades poco comunes eran causadas por un gen específico.

En este momento, lo que se sabe es que no existe un solo gen que causa la depresión. Aunque no se ha descubierto un gen particular para la depresión, los investigadores descubrieron que las personas que tenían la versión corta de un gen en particular (5-HTTLPR), en vez de la versión más larga, son más propensas a la depresión cuando enfrentan estrés. Se están realizando investigaciones para identificar otros genes que también pueden tener un impacto en la depresión.

Incluso los componentes de los elementos de cada una de las células que tienes desempeñan una función importante en el origen de la depresión. Los telómeros, que están ubicados a los extremos de los cromosomas, evitan que estos se combinen indebidamente y, al parecer, también protegen a los cromosomas de ataques. A medida que envejecemos, los telómeros se acortan. El estrés psicológico, que para algunas personas es un factor desencadenante conocido de la depresión, está relacionado con la aceleración del acortamiento de los telómeros. En este momento, investigaciones preliminares indican que algunos de los factores que probablemente mantengan largos los telómeros son el ejercicio; algunos medicamentos que se recetan para el tratamiento de la depresión, los inhibidores selectivos de la recaptación de serotonina (SSRI por su siglas en inglés); comidas ricas en ácidos grasos omega 3 y antioxidantes, y técnicas para reducir el estrés.

La información sobre genes puede ayudar a determinar cuáles tratamientos disponibles surtirán efecto para una persona en particular. En algunos es posible que un gen aumente o disminuya la probabilidad de que un medicamento sea eficaz. Los genes influyen en la forma de actuar de los medicamentos, ya sea que el cuerpo absorba un medicamento lentamente o rápidamente, y hasta la forma en que se procesa la información en el cerebro. Este campo de investigación se llama farmacogenética. Algunos de los beneficios y efectos secundarios de los medicamentos para tratar la depresión probablemente se deban a la variabilidad en los genes de una persona a otra.

Además de comprender lo que está sucediendo dentro de cada célula, cada vez hay mayor interés en los factores ambientales y de otro tipo que afectan los genes. Este tipo de investigación se centra en los factores externos que hacen que los genes se activen o desactiven, o cambien la forma en que funcionan. Por ejemplo, existen pruebas contundentes de que fumar tiene un impacto en los genes y la forma en que metabolizamos los fármacos. Asimismo, una investigación que invita a la reflexión sobre epigenética conductual (el estudio de las formas en que las experiencias de la vida pueden cambiar los genes) indica que las experiencias en las etapas iniciales de la vida pueden tener un impacto significativo en ciertos genes.

A pesar de que hay quienes dicen que los genes determinan todos los aspectos de las personas, hay quienes piensan lo contrario. Considera el ejemplo de los gemelos. Al comienzo, quizá sea difícil distinguirlos, pero mientras más tiempo se pasa con ellos, más diferencias se notan entre ellos en términos de sus respuestas emocionales y expresiones faciales. Lo que aprendemos de los estudios sobre gemelos es que incluso un código genético idéntico no produce conducta idéntica. Esto se debe a que la experiencia y el entorno son factores esenciales que determinan nuestra conducta.

Los genes son importantes para determinar el grado en que la persona puede adaptarse a su entorno, pero todavía no está claro cómo se produce esa adaptación. Aunque existe interacción entre los genes y las experiencias que tienes, aún no comprendemos cómo eso produce cambios en nuestra conducta. Es más, el estrés cambia el ADN (es decir, deja marcas de metilo) y puede tener un impacto en toda tu vida. Basta decir que nos queda mucho camino por recorrer antes de poder comprender plenamente la relación entre los genes y la depresión. Se espera que la próxima década de investigación ofrezca la valiosa información que necesitamos para comprender la función de los genes en la depresión.

# CEREBRO

EL CEREBRO ES PARTE DEL SISTEMA NERVIOSO CENTRAL. ES UNO DE LOS principales centros de control del cuerpo, y su funcionamiento determina la forma en que interaccionas con todo lo que está a tu alrededor. El cerebro es la fuente de la mayoría de tus sentimientos y pensamientos. La información que tus sentidos recopilan se procesa allí, la conducta se inicia y controla allí, y las emociones se originan allí.

El cerebro tiene tres partes: el cerebro posterior (rombencéfalo), el cerebro medio (mesencéfalo) y el cerebro anterior (prosencéfalo). El rombencéfalo (la parte superior de la médula espinal, tronco cerebral y cerebelo) controla las funciones del cuerpo que no requieren pensamiento (la respiración y frecuencia cardiaca, por ejemplo). Esta parte del encéfalo también incluye el cerebelo, que te da equilibrio y la capacidad de coordinar tus movimientos. El cerebro medio controla ciertos reflejos, como también movimientos voluntarios, entre ellos los de los ojos.

El cerebro anterior, la parte más voluminosa del encéfalo, incluye el cerebro y aquellas partes más relacionadas con los sentimientos, percepciones y respuestas emocionales. Los lóbulos frontales están a cargo de las funciones ejecutivas de la persona. Esto se refiere a tu capacidad de planear, razonar, tener pensamientos abstractos y autocontrol. El cerebro anterior también incluye otras estructuras, como el hipotálamo, el tálamo, el hipocampo y la amígdala cerebral. El hipotálamo es del tamaño de una almendra y controla las moléculas que hacen que te sientas animado, molesto o infeliz. También conecta el sistema nervioso con el sistema endocrino por medio de la glándula pituitaria. El tálamo transmite información a otras partes del cerebro, mientras que el hipocampo tiene una función relacionada con la memoria y funciones cognitivas más complejas.

Cada vez se estudia más la función de la amígdala en la depresión. La amígdala es tu guardia personal, responsable por procesar y recordar reacciones emotivas. Se piensa que las reacciones viscerales son producto de la amígdala. Estudios recientes indican que, independientemente de sexo o edad, las personas con una amígdala cerebral grande tienen una red social más extensa y compleja. Lo que el estudio no abordó fue si la persona con una amígdala grande tiene mayor capacidad para entablar relaciones complejas o si tener relaciones complejas hace que la amígdala aumente de tamaño.

El cerebro tiene muchos tipos de células, pero las más importantes son las neuronas. Todos tus pensamientos o sentimientos resultan de las señales que se transmiten de una neurona a otra. A veces hay un problema en el espacio entre las neuronas (llamado sinapsis), que dificulta la transmisión de información de una a otra. Estos problemas pueden deberse a sustancias químicas conocidas como neurotransmisores, que son liberados por pequeños bolsos al extremo de las neuronas o están presentes en la sinapsis para que las neuronas puedan funcionar bien. Son ejemplos de estas sustancias químicas la serotonina, el ácido gamma aminobutírico, acetilcolina y dopamina.

La función de la serotonina con respecto a la depresión es muy compleja. Al parecer, las personas que están deprimidas no tienen la debida cantidad de este neurotransmisor. Algunas lo tienen en exceso y otras no tienen suficiente. Actualmente no existe una prueba que pueda determinar fácilmente cuánta serotonina es necesaria.

Cuando el Congreso declaró en los años noventa la Década del Cerebro, esto generó expectativas de que se respondieran muchas preguntas. Nos enteramos de que todavía era necesario investigar mucho más para comprender la estructura y los procesos del cerebro. El Instituto Nacional de Trastornos Neurológicos y Apoplejía (NINDS, por sus siglas en inglés), parte del NIH, apoya la investigación de más de seiscientas enfermedades neurológicas, y el NIMH, también parte del NIH, está realizando otra investigación para esclarecer la relación entre el cerebro y nuestra conducta.

Nuestra investigación sobre el cerebro y su funcionamiento se ha beneficiado de nuestra capacidad de usar tomografías del cerebro para medir la estructura cerebral, el flujo sanguíneo y el nivel de oxígeno y glucosa. Aunque las tomografías del cerebro no son una herramienta de diagnóstico, la nueva información que proporcionan ha ayudado a modificar y ampliar lo que sabemos sobre el cerebro.

El cerebro adulto es una estructura que tiene la capacidad de cambiar su funcionamiento como resultado de las experiencias. Esto se llama neuroplasticidad y es importante porque significa que el cerebro puede cambiar.

La neurociencia cultural es un campo de investigación cada vez más importante que trata de explicar la manera en que nuestra cultura influye en el desarrollo del cerebro. No es que el cerebro en una cultura sea mejor que el cerebro de otra, sino que hay diferencias de una cultura a otra en la forma en que las personas procesan información. Algunos estudios han comparado el funcionamiento del cerebro entre estadounidenses y chinos, y documentado diferencias entre ellos. Se sabe poco sobre otras comunidades.

La actividad cerebral, según la miden las técnicas existentes, no nos ofrece respuestas claras. A pesar de que hay diferencias entre estar enamorado, ser adicto a las drogas o ser obsesivo-compulsivo, las tomografías del cerebro han mostrado que el cerebro de las personas enamoradas, adictas y obsesivo-compulsivas tiene el mismo aspecto. En base a las tomografías del cerebro, parece que con el tiempo, las parejas a menudo desarrollan fuertes sentimientos de apego que reemplazan los del amor romántico. Pero cuando las parejas hacen juntas cosas nuevas, que ambas disfrutan, aparentemente suscitan imágenes de "amor romántico" en el cerebro. El hecho es que la imagen de tu cerebro implica que puedes cambiar según la situación; también es posible que sea muy similar a las tomografías del cerebro de personas en entornos muy diferentes.

También estamos aprendiendo más sobre la forma en que el estrés afecta el cerebro. El estrés altera la interacción normal entre el hipotálamo, la glándula pituitaria y las glándulas suprarrenales. Cuando la comunicación entre estas glándulas deja de estar sincronizada, la persona es más propensa a tener síntomas de depresión. Además los investigadores han concluido que los hombres y las mujeres reaccionan de manera diferente al estrés.

Quedan muchos desafíos por delante. Todavía estamos aprendiendo sobre la evaluación del cerebro, la interpretación de las imágenes del cerebro y los factores que afectan el funcionamiento del cerebro. Es necesario analizar toda esta información detenidamente para determinar el impacto que los cambios en el funcionamiento del cerebro tienen en la depresión.

# HORMONAS

EL IMPACTO DE LAS HORMONAS EN NUESTROS PENSAMIENTOS Y SENTImientos ha recibido mayor atención en los últimos años. Sabemos que durante la adolescencia y posteriormente en la vida, durante la menopausia, los cambios en las hormonas causan alteraciones del estado de ánimo. Cuando se trata de nuestros sentimientos y capacidad de pensar, tanto el estrógeno como la testosterona desempeñan funciones significativas.

Se han realizado algunos estudios sobre el efecto de las hormonas en el estado anímico de la mujer. Las investigaciones han demostrado que durante los dos primeros años de la menopausia, existe mayor peligro de tener un episodio depresivo grave. No está claro si esto se debe a cambios hormonales o acontecimientos de la vida.

A pesar de que algunos investigadores han estado estudiando el periodo alrededor de los cincuenta años de la mujer porque este es un momento de cambios hormonales para ellas, pocos han estudiado los cambios hormonales por los que pasan los hombres durante el mismo periodo de vida. Los datos sobre los hombres dan qué pensar. Aquellos con un nivel bajo de testosterona tienen un nivel más alto de depresión y ansiedad. A esta edad, también hay un aumento en las probabilidades de suicidio en hombres.

## OXITOCINA

Otra hormona que ha suscitado interés entre los investigadores de salud y el público en general es la oxitocina. Esta hormona, a veces denominada la "molécula del amor", ha captado la atención del público porque parece que tiene un impacto en la forma en que las personas se relacionan con otras. En particular, el número de estudios sobre la oxitocina en publicaciones sobre psicología aumentó de 17 en 1990 a 118 en el 2010. Todavía queda mucho trabajo por hacer para determinar si se puede usar la oxitocina como parte de un plan de tratamiento de la depresión. Actualmente existen pruebas contundentes de que esta hormona reduce el efecto del estrés entre animales. La investigación con personas se encuentra en sus etapas preliminares y, en el mejor de los casos, solo hay indicios de ello.

## CORTISOL

La función del cortisol en la depresión es fundamental porque el cortisol es la hormona relacionada con nuestra manera de enfrentar el estrés. Al igual que el estrés, el cortisol tiene un aspecto positivo y uno negativo. El cortisol te puede preparar para enfrentar desafíos pero, en exceso, puede causarte todo tipo de complicaciones. Igualmente, el estrés puede aumentar tu estado de alerta, pero el estrés prolongado puede provocar ansiedad no resuelta que puede convertirse en depresión.

Cuando te encuentras en una situación estresante, el cortisol es una de las sustancias químicas que el cuerpo libera a fin de preparar al sistema inmunológico para responder al estrés. Una vez que termina la situación estresante, el cortisol le comunica al sistema inmunológico que puede relajarse. Cuando tienes demasiado estrés en la vida, el cortisol simplemente permanece en el sistema, y las células del sistema inmunológico dejan de responder. Por eso, comienzas a tener problemas cuando tu nivel de estrés permanece alto y tu nivel de cortisol no vuelve al nivel normal.

Si tienes depresión, tienes una disfunción cerebral que se puede atribuir a factores genéticos, células, el sistema del cerebro para procesar información, tus experiencias individuales, el sistema cognitivo, el temperamento y todos los factores que te rodean. La depresión posiblemente se deba a uno de estos factores o una combinación de ellos. Apenas comenzamos a enterarnos de las formas en que estos factores influyen en el cerebro y a documentar las diferencias entre niños y adultos.

# Cambios de estilo de vida a considerar: El Programa de 10 puntos para la salud y el bienestar

---

## 5

Como hemos visto, la depresión abarca una variedad de trastornos que pueden ser desencadenados por diversos factores y hay muchas opciones disponibles de tratamiento. De hecho, no existe una sola solución que funcione en todos los casos. Superar la depresión requiere esfuerzo, comenzando por estar más consciente sobre tu vida y lograr organizarte por tu bienestar. Será necesario que reconsideres cómo pasas el tiempo y usas todos tus recursos.

El siguiente Programa de 10 puntos para la salud y el bienestar pone en práctica todos los conocimientos científicos que hemos acumulado para ayudarte a llevar la vida que deseas. Ese es el propósito del Programa de 10 puntos: no solo ayudarte a que tengas éxito, sino también a que protejas tu cuerpo, mente y espíritu de la depresión. Los principios en los que se basa el Programa de 10 puntos son aspectos esenciales de la serie de *Buena Salud* y se fundamentan en investigaciones recientes sobre la necesidad de cambios terapéuticos en el estilo de vida. En nuestro Programa de 10 puntos para la salud y el bienestar, es necesario que cuidemos amorosamente de nosotros mismos y de otros, además de hacer cambios en tu vida.

La evidencia es clara. Para llevar una vida más sana y feliz, estos son los pasos que debes tomar. La mejor manera de iniciar el camino hacia el bienestar es hacer una autoevaluación de lo que estás haciendo y lo que estás dejando de hacer.

Lee las preguntas a continuación, piensa en cada afirmación y responde francamente. Una respuesta de "verdadero" significa que la afirmación es cierta por lo menos 95% del tiempo o por lo menos diecinueve de cada veinte veces.

1. Como y bebo pensando en la salud.  □ Verdadero □ Falso

2. Hago ejercicio por lo menos cinco veces por semana.
   □ Verdadero □ Falso

3. Tomo todos mis medicamentos.     □ Verdadero □ Falso

4. Tengo una fuente fija de atención de salud.
   □ Verdadero □ Falso

5. Evito el humo y otras sustancias tóxicas.
   □ Verdadero □ Falso

6. Duermo lo suficiente.            □ Verdadero □ Falso

7. Tengo relaciones sanas.          □ Verdadero □ Falso

8. Llevo un diario sobre mi salud.  □ Verdadero □ Falso

9. Valoro mi vida espiritual.       □ Verdadero □ Falso

10. Sé prestarle atención a lo que me dice el cuerpo.
    □ Verdadero □ Falso

Este es el momento de pensar en tus respuestas y qué oportunidades tienes para adoptar un estilo de vida que promueva más la salud. No conozco a nadie que respondería todo "verdadero" o todo "falso". Para la mayoría de nosotros, las respuestas son una combinación de "verdadero" y "falso". Ya que todos estamos esforzándonos por ser más fuertes y sanos, la mayoría tiene más respuestas de "falso" que "verdadero".

Se pueden dividir los 10 puntos conforme a aspectos básicos e intensificadores. Los aspectos básicos, los rubros del 1 al 4, son los aspectos sobre los cuales debes hacer algo. Al leer las secciones a continuación, aprenderás las más recientes técnicas para producir y mantener resultados positivos en todos estos aspectos. Todos sabemos lo que debemos hacer, y las sugerencias y herramientas que se especifican abajo te ayudarán a preparar el terreno para lograrlo.

Los rubros del 5 al 10 intensifican nuestros actos. Multiplican y amplifican los beneficios de tus actividades básicas. Cuando los pones en práctica, intensifican los beneficios de tus actos básicos (del 1 al 4), y cuando no los haces, disminuyen el impacto de esos esfuerzos.

Para encontrar un punto de partida, examina los rubros a los que contestaste "falso". Lee las secciones a continuación y escoge por lo menos una en que respondiste "falso" y que te dedicarás a cambiar a "verdadero". Cuando tomes la decisión de seguir los pasos de abajo, comenzarás a volverte más sano y hacer cambios en tu vida que mejoren tu salud física, mental y espiritual.

# 1. COME Y BEBE PENSANDO EN LA SALUD

TRATA DE TENER EN CUENTA LAS TRES P DE LA ALIMENTACIÓN SALUDABLE: placer, porción y proceso.

# PLACER

DEBES PENSAR EN LO QUE COMES Y LA MANERA EN QUE LO COMES, Y A LA vez disfrutar los sabores y las texturas. No puedes comer sin prestar atención, pues es un desperdicio de calorías y dinero. No debes comer porque estás molesto, si bien la comida casera que te reconforta tiene una función. Debes comer para recibir nutrición, energía y el placer que te produce la comida. Si comes sin pensar, no le estás proporcionando al cuerpo el combustible que necesita para funcionar bien ni estás tan sano como deberías estarlo.

Bebemos porque el cuerpo necesita mayormente agua y por eso es importante tomar lo que es bueno para nosotros.

# PORCIÓN

LAS PORCIONES DEBEN SER LA CANTIDAD ADECUADA PARA TI, NO NECESAriamente lo que te sirven. Cuando compras alimentos empacados y, cada vez más, cuando pides comida en restaurantes, se te proporciona información nutricional, la cual debes leer. Ya perdí la cuenta del número de veces que pensé que un recipiente pequeño de jugo era una porción y cuando leí la etiqueta descubrí que tenía dos o más porciones. La etiqueta es la guía, pero lo que constituye una porción para ti se basa en factores específicos.

Si suponemos que eres igualmente activo durante toda la vida, con el paso de los años, el tamaño de tus porciones debe reducirse. Además, a medida que disminuye el nivel de actividad, también debes disminuir tus porciones. Cuando trates de decidir el tamaño adecuado tus porciones, no tengas en cuenta lo que las otras personas están comiendo; sírvete la cantidad adecuada para ti. Quizá sea más o menos de lo que los demás están consumiendo. Familiarízate con la porción que necesitas para sentirte satisfecho. Al mismo tiempo, recuerda que si comes más de lo que tu cuerpo necesita, la comida se convertirá en rollos en lugares donde preferirías no tenerlos. O sea que come cuando tengas hambre y deja de hacerlo cuando estés lleno.

¿Pero qué quiere decir *lleno*? Es algo que muchos de nosotros debemos aprender. Al comer, trata de pensar en la sensación de un estómago lleno y califica qué tan lleno te sientes en una escala del 1 al 10, en la que 1 es hambriento al punto de desmayarte y 10 es repleto como una salchicha. Tu objetivo es poder reconocer cuando llegas a 5 y no pasar de ese punto. También debes asegurarte de tener suficiente combustible en el cuerpo todo el día. Comer más comidas pequeñas durante todo el día podría ayudarte a mantener el mismo nivel de energía.

## PROCESO

PARA COMER LO MEJOR PARA TU CUERPO, DEBES CONSUMIR MENOS ALIMENtos procesados. Ya sabes que los alimentos menos procesados son mejores para ti. Un estudio reciente analizó información de 3,486 personas quienes durante un periodo de cinco años comieron, ya sea, comida natural (rica en vegetales, frutas y pescados) o alimentos procesados (postres cargados de azúcar, comida frita, carne procesada, granos refinados y productos lácteos con alto contenido de grasa). Al cabo de los cinco años, el grupo que comió más alimentos procesados era más propenso a la depresión que quienes comieron más alimentos naturales. Independientemente de si se debió a la comida o a que estaban conscientes de lo que comían, el importante mensaje para todos nosotros es que debemos comer menos alimentos procesados. Eso no significa que nunca puedes comer alimentos procesados; solamente que la cantidad que consumas debe ser muy limitada.

Otra manera de pensar en lo que es bueno para ti es *comer alimentos pardos* (arroz, fideos y pan integrales, y sí, chocolate amargo de vez en cuando), *comer alimentos coloridos* (tomates, frijoles, verduras) y *evitar los alimentos blancos* (azúcar, sal, grasas, arroz y pan blanco).

Lorena tenía el mismo empleo desde hacía años. Le encantaba su trabajo porque le daba la oportunidad de mejorar la calidad de vida de otras personas. Cuando comenzó a trabajar allí, era muy productiva y terminaba todo su trabajo. Su entusiasmo era obvio y la apreciaban y valoraban. Era todo lo que anhelaba. Luego comenzó a pasar por los cambios típicos de la vida: una relación terminó, sus hijos crecieron y Lorena comenzó a pasar más tiempo sola. Hacer su trabajo se volvió agotador, pero se dio cuenta de que la gente con la que trabajaba y con quienes había desarrollado cierta amistad con el transcurso de los años la ayudaba cuando pasaba por un momento difícil. Con el tiempo, algunos de ellos comenzaron a hacer más que ayudarla; se daban cuenta de que ella no podía hacer su trabajo, y lo hacían por ella. Lorena comenzó a llegar al trabajo cada vez más tarde. Se quejaba de que no lograba conciliar el sueño y le costaba levantarse por las mañanas. Lo que no les dijo a los demás es que todas las noches, cuando estaba sola, tomaba dos o tres tragos para sentirse menos ansiosa.

Debes pensar en lo que estás tomando y la cantidad de azúcar, calorías y alcohol que estás consumiendo. Esto es especialmente cierto en el caso de bebidas alcohólicas, pues la definición de un trago la determina cuál bebida estás tomando (por ejemplo, cerveza, vino, whisky o ron), pues la cantidad de alcohol en cada licor varía. Un trago es una botella de cerveza de doce onzas, una copa de vino de cinco onzas o una onza y media de licor. A veces, cuando pides un coctel, hay de tres a cuatro licores diferentes en un vaso, por lo que tu copa en realidad puede tener dos o tres tragos.

La mayor inquietud es que las personas que tienen depresión corren el peligro de volverse dependientes de las bebidas alcohólicas. Lo que puede comenzar como una manera de automedicarse puede terminar teniendo consecuencias desastrosas. *El consumo excesivo de alcohol* ocurre cuando las personas beben demasiado, pero no tienen una adicción física. *El alcoholismo* se produce cuando las personas muestran indicios de adicción. En este punto, a pesar de que la vida del alcohólico puede estar a punto del colapso, este no puede dejar de tomar. Se debe evitar la combinación de depresión y alcoholismo. En general, corren el peligro de ser alcohólicos:

- Los hombres que toman quince o más tragos a la semana.
- Las mujeres que toman doce o más tragos a la semana.
- Cualquiera que toma cinco o más tragos en un día, por lo menos una vez por semana.

AUNQUE NO ES PROBLEMA TOMAR UN TRAGO DE VEZ EN CUANDO, TEN en cuenta que el consumo excesivo de bebidas alcohólicas puede resultar en alcoholismo y hace que la depresión sea más difícil de tratar.

# 2. HAZ QUE EL EJERCICIO SEA PARTE DE TU VIDA

LOS MUCHOS BENEFICIOS DEL EJERCICIO HACEN QUE SEA CRUCIAL LA ACTIvidad física por sus efectos positivos en nuestro bienestar mental. En lo que respecta a la depresión, hay pruebas contundentes de que el ejercicio ayuda a prevenir las enfermedades y, a la vez, es terapéutico. Aunque el ejercicio es bueno para todos aquellos con depresión, es particularmente beneficioso para las personas que están tomando medicamentos, las mujeres con depresión posparto y las personas mayores de edad. Las explicaciones para estos buenos resultados van desde el efecto del ejercicio en el nivel de serotonina hasta el hecho de que las personas que hacen ejercicio con frecuencia notan que duermen mejor. El ejercicio es bueno para los músculos y huesos, como también para todas las demás partes del cuerpo, incluido el cerebro.

Para maximizar los beneficios en términos de disminuir el peligro de tener depresión, es importante que participemos en una actividad física que disfrutemos y que nos haga sentir mejor. Quizá consideres, como fuente de inspiración, lo que hacen los demás, pero debes ser realista sobre lo que puedes hacer. ¿Significa que debes correr una maratón o participar en las olimpiadas? Si lo puedes hacer de manera saludable, está bien. Pero la mayoría de nosotros debemos encontrar algún tipo de actividad física que podamos incorporar a nuestra vida cotidiana. Es posible que en este momento no pienses que tienes tiempo libre para dedicarle horas al ejercicio. Lo bueno es que no es necesario que lo hagas. Puedes comenzar por dedicarle al ejercicio diez minutos, tres veces al día. Con el tiempo, aumentarás lo que puedes hacer. Según las Pautas de Actividad Física para Estadounidenses, los objetivos semanales de los adultos son de por lo menos:

- Ciento cincuenta minutos de actividad aeróbica de moderada intensidad (caminar rápidamente) y ejercicios para fortalecer los músculos dos días o más, en los que se usen todos los principales grupos musculares (piernas, caderas, espalda, abdomen, pecho, hombros y brazos);
- Setenta y cinco minutos de actividad aeróbica de alta intensidad (trotar o correr) y ejercicios para fortalecer los músculos dos días o más, en los que se usen todos los principales grupos musculares (piernas, caderas, espalda, abdomen, pecho, hombros y brazos), o
- Una combinación de actividad aeróbica moderada y de gran intensidad, y ejercicios para fortalecer los músculos dos días o más, en los que se usen todos los principales grupos musculares (piernas, caderas, espalda, abdomen, pecho, hombros y brazos).

EL TIPO DE EJERCICIO QUE HACES TAMBIÉN DEBE VARIAR. LO MÁS PROBABLE ES que en diferentes etapas de la vida descubras que te gusta hacer cosas diferentes. Quizá de adolescente te guste hacer deportes en equipo y más adelante, cuando se dificulte reunir un grupo, optes por montar bicicleta o caminar. Algunos de nosotros bailamos toda la vida. De una manera u otra, el propósito de la actividad es permanecer lo más activo posible. Eso no significa que siempre debes hacer lo mismo.

Con demasiada frecuencia, vemos que las mujeres hacen ejercicios de estiramiento y los hombres levantan pesas. Tanto para hombres como mujeres, lo mejor es hacer una variedad de actividades físicas que ejerciten todas las partes del cuerpo. Esto significa que todos debemos hacer algo para aumentar y mantener nuestra resistencia (para mejorar la capacidad cardiovascular), aumentar nuestra flexibilidad (con ejercicios de estiramiento) y tener más fuerza (pesas).

Y cuando hacemos ejercicio, debemos hacerlo al nivel en el que nos encontramos en este momento. Con demasiada frecuencia, las personas tratan de reanudar un tipo de actividad física al nivel en que se quedaron años atrás. El resultado es que lo hacen en exceso y se lesionan. No debes contar con estar de inmediato en el mismo nivel en el que te quedaste. Y, claro está que, antes de iniciar cualquier programa de ejercicio, debes asegurarte de que tu proveedor de servicios de salud determine si debes tener en cuenta consideraciones especiales.

El ejercicio es muy beneficioso para nosotros. Aunque no comprendemos del todo por qué ayuda tanto a superar la depresión, no hay duda de que es algo que necesitamos incorporar en nuestra vida.

# 3. TOMA TUS MEDICAMENTOS (DE VENTA LIBRE Y CON RECETA)

SI TU PROVEEDOR DE SERVICIOS DE SALUD TE HA RECETADO MEDICAMENTOS, debes tomarlos hasta que vuelvan a hablar sobre cuándo puedes parar de tomarlos. Dile a tu proveedor de servicios de salud si tus medicinas te están causando algún efecto secundario. No dejes de tomar los medicamentos hasta que tu proveedor de servicios de salud y tú hablen sobre las consecuencias que sobrevendrán al no tomarlos. Asegúrate de mencionarle todos los medicamentos, tés, suplementos y otros productos que consumes y usas para la salud.

También ten muy claro cómo tomar los medicamentos que te receten. Con frecuencia, las personas compran sus remedios y simplemente le prestan atención a la cantidad y frecuencia con la que deben tomarlos. Por eso, los medicamentos vienen con instrucciones sobre qué hacer y qué no. Toma en cuenta las instrucciones específicas sobre cómo tomar tus medicamentos, como por ejemplo, con agua, con o sin alimentos, etc. Asegúrate de comprender y seguir todas las instrucciones, sean las que sean. Si no comprendes cómo y cuándo debes tomar tus medicamentos, pregúntale al farmacéutico. Es mejor hacer preguntas que tomarlos de manera incorrecta y que no surtan efecto.

Si estás tomando más de un medicamento, usa el sistema que mejor te funcione (libreta, recordatorios electrónicos o calendario) para mantenerte al tanto de cuándo tomas cada uno de tus medicamentos. Esta información te ayudará y te será útil en la próxima cita con tu proveedor de servicios de salud.

# 4. TEN UNA FUENTE FIJA DE ATENCIÓN DE SALUD

TU PROVEEDOR DE SERVICIOS DE SALUD DEBE SABER CÓMO TE ESTÁS SINTIENDO. A menudo, la depresión se presenta conjuntamente con otras enfermedades (problemas del corazón, diabetes, etc.), y debes tener un proveedor que comprenda todos los aspectos de tu salud. Esto también significa que tienes la responsabilidad de contarle a tu proveedor sobre todos tus problemas de salud. Acudir a chequeos médicos debe ser parte de lo que haces para cuidarte.

# 5. EVITA EL HUMO Y OTRAS SUSTANCIAS TÓXICAS

FUMAR ES NOCIVO PORQUE INTRODUCE UNA SUSTANCIA TÓXICA EN TODAS las células del cuerpo y también interfiere en la eficacia de ciertos medicamentos. Cuando inhalas el humo de un cigarrillo (independientemente de quién está fumando, tú u otra persona), o respiras sustancias tóxicas, estas ingresan al cuerpo por los pulmones y son captadas por los glóbulos rojos de la sangre junto con el oxígeno, y así las transportan a todas las células del cuerpo.

Apenas estamos comenzando a documentar las formas en que las sustancias tóxicas de nuestro entorno cotidiano están alterando nuestro sistema endocrino e inmunológico, los cuales desempeñan una función importante en el equilibrio químico del cerebro y en la depresión. Algunas de estas sustancias pueden producir cambios en el cerebro que pueden resultar en depresión.

# 6. DUERME LO SUFICIENTE

SEGÚN UNA ENCUESTA REALIZADA POR LA FUNDACIÓN NACIONAL DEL Sueño (National Sleep Foundation) la mayoría (60%) de las personas dice que tienen problemas para conciliar el sueño todas las noches o casi todas las noches. Esto no es bueno. Algunos de nosotros creemos incorrectamente que cuando dormimos, el cuerpo descansa y no hace nada importante. Al contrario; cuando duermes, el cuerpo continúa realizando importantes funciones, aunque tu estado de conciencia sea distinto. Mientras duermes, produces hormonas importantes que son esenciales para tu salud física y mental. Cuando no duermes suficiente o debidamente, sobrevienen muchas consecuencias negativas. Por ejemplo, es más probable que las mujeres tengan un apetito sexual bajo u otros problemas sexuales si no duermen lo suficiente.

El número de horas de sueño que necesitas varía mucho según la edad (ver el recuadro a continuación). Para la mayoría de los adultos, bastan siete a nueve horas de sueño. Existe cierta evidencia de que, para la mayoría de personas, dormir solamente cuatro a cinco horas tiene consecuencias negativas en el cuerpo y el equilibrio químico del cerebro.

| NIVEL DE SUEÑO NECESARIO POR EDAD | |
|---|---|
| EDAD | HORAS NECESARIAS DE SUEÑO |
| Hasta 2 meses | 12–18 horas |
| 3–11 meses | 14–15 horas |
| 12–36 meses | 12–14 horas |
| 3–5 años de edad | 11–13 horas |
| 5–10 años de edad | 10–11 horas |
| 10–17 años de edad | 8,5–9,25 horas |
| 18 y mayor | 7–9 horas |

*Fuente: Página web de la National Sleep Foundation*

Recuerda que cuando no duermes bien, todo el cuerpo se altera porque un cuerpo sano funciona en un ciclo regular de veinticuatro horas de cambios físicos, mentales y conductuales que responden principalmente a la luz y la oscuridad. Este ciclo regular se llama el ritmo circadiano y lo determinan los relojes biológicos que tienes en todo el cuerpo. Estos relojes biológicos en realidad son grupos de moléculas que interaccionan en todo el cuerpo. El cerebro coordina todos los relojes del cuerpo para que estén sincronizados. Cuando no lo están, eres más propenso a tener síntomas de depresión.

Las personas con depresión presentan trastornos del sueño. No está claro qué viene primero, las alteraciones del sueño o la depresión. También sabemos que la falta de sueño se convierte en un factor considerable de riesgo de depresión, especialmente entre las personas que trabajan de noche o por turno, porque este tipo de trabajo altera los ritmos circadianos. El número de horas de sueño que necesita una persona varía según muchos factores.

Estudios recientes indican que la cantidad de luz a la que estás expuesto entre el anochecer y la hora que te acuestas es muy importante. Parece que la luz artificial de pantallas (de televisión, computadora, videojuegos, teléfono celular, etc.), especialmente en la hora previa a que te duermes, altera la producción de hormonas relacionadas con el sueño y tus ritmos circadianos.

Según la National Sleep Foundation, debes tomar medidas específicas para aumentar las probabilidades de dormir bien de noche:

- Fijar y seguir un horario para acostarte y levantarte.
- Estar consciente del efecto de la luz. De mañana, cuando te quieres despertar, la luz brillante es beneficiosa, pero debes evitarla de noche.
- Ten un horario regular de ejercicio.
- Antes de acostarte, sigue una rutina que propicie conciliar el sueño.
- En la medida de lo posible, crea una zona para dormir, donde no trabajes ni tengas distracciones. El lugar donde duermes debe ser un santuario para ti. A veces esto se logra muy fácilmente tapándote la cabeza con una sábana y haciendo como que estás escuchando un sonido que te calma.

- Siempre ten una libreta en tu mesa de noche. Si te despiertas debido a ciertas inquietudes, apúntalas y luego sácatelas de la mente hasta la mañana.
- De noche, cuando se aproxime la hora de dormir, evita los alimentos y las bebidas con cafeína (esto incluye el chocolate), la comida en exceso y las bebidas alcohólicas.
- Si estás tomando medicamentos, ya sea recetados o de venta libre, habla con tu proveedor de servicios de salud para asegurarte de que no estén contribuyendo a tus problemas para dormir.
- A no ser que trabajes de noche, no tomes una siesta al final de la tarde o por la noche. La mejor hora para tomar una siesta es antes de las 3:00 p.m. y durante menos de 45 minutos.

También pienso que una de las otras consideraciones que quizá te ayuden a dormir mejor es poder acostarte sabiendo que tuviste una buena jornada laboral, que no le has hecho daño a nadie y que quizá lo que hiciste hoy ayudó a otros. Quienes se sienten bien sobre lo que hicieron pueden descansar de cuerpo y espíritu cuando duermen.

# 7. TEN RELACIONES SANAS Y CULTÍVALAS

NADIE QUIERE TENER RELACIONES QUE NO SON SANAS, PERO A VECES SIMplemente ese es el caso. En vez de hacer hincapié en los detalles y motivos de las relaciones poco saludables, debes concentrarte en la forma de encontrar y cultivar relaciones sanas. Esto es clave para superar la depresión y disfrutar la vida.

Las conductas que promueven relaciones sanas también te protegen de la depresión y muchas otras enfermedades. Se trata de sentirte bien contigo mismo (autoestima) y hacer el bien (interacciones positivas).

## SENTIRTE BIEN CONTIGO MISMO (AUTOESTIMA)

LA PRIMERA RELACIÓN QUE DEBES APRECIAR ES LA QUE TIENES CONTIGO mismo. Esto significa que valoras quién eres y tienes expectativas realistas de ti mismo. Lo primero quiere decir que no pierdes el tiempo en comparaciones inútiles con otras personas y lo segundo significa que tienes expectativas razonables sobre los objetivos que te has fijado.

La autoestima proviene de las convicciones y pensamientos que se generan en base a esas convicciones. No puedes comprarla, pedirla prestada ni lograrla con cirugía plástica. Cuando tu autoestima está justificada, disfrutas de bienestar mental y das un paso importante para reducir la probabilidad de deprimirte.

La autoestima también está relacionada con la capacidad de enfrentar el estrés de situaciones problemáticas y volver a un punto más saludable. Esta capacidad de recuperación se denomina resiliencia. La combinación de autoestima y resiliencia te permite superar momentos difíciles. Las personas que crecen en un entorno cariñoso y de apoyo tienden a tener buena autoestima y aguante.

> Linda no estaba segura de cuándo "eso" le había cambiado la vida, pero sabía que todavía estaba sucediendo cuando tenía doce años. Pensaba que "eso" había comen-

zado antes. Le tomó años reconocer lo que había sucedido. Linda se avergonzaba de su cuerpo y conducta. Se culpaba por lo que había sucedido durante su niñez. Linda pensaba que como le había ido bien en su carrera, podía dejarlo todo atrás sin tener que recibir ayuda profesional. Con el paso de los años, se comenzó a dar cuenta de que el abuso sexual del que había sido víctima había afectado sus relaciones con hombres y mujeres, le había causado ansiedad y problemas de autoestima durante toda la vida.

Las personas criadas en un entorno de censura tienden a, ya sea, tener poca autoestima o irse al otro extremo y tener un concepto exagerado sobre su capacidad de hacer cualquier cosa. Ambas situaciones son poco saludables. Las personas con una exagerada valoración de ellos mismos, terminan por destruir sus relaciones porque se consideran el centro del universo. Aquellas con poca autoestima tienen dificultad para establecer relaciones saludables y a menudo desarrollan conducta destructiva que las aleja de las mismas personas a las que están tratando de acercarse. A veces las personas con poca autoestima se sienten socialmente aisladas, y como resultado, se enferman con más frecuencia y mueren antes de las personas que cuentan con una amplia red social.

Las personas con un nivel poco saludable de autoestima pueden ser impulsivas y reaccionar de manera extrema al estrés. También es probable que terminen siendo víctimas de abuso o abusen de otra persona, porque las personas abusivas tampoco tienen una sana autoestima. Además, quien abusa tiende a ser manipulador. Como un vampiro que busca una nueva víctima, las personas abusivas saben poner buena cara para atraer a la próxima persona que han escogido como víctima. Esto se aplica tanto a hombres como mujeres.

La autoestima posibilita que desarrolles límites saludables entre las otras personas y tú. Cuando tienes una sana autoestima, sabes cómo y cuándo fijar límites en la interacción con otras personas y evitar que se entrometan. Esto significa que a veces debes decir que no. A veces asumimos más responsabilidad de la que deberíamos porque no queremos decepcionar a los demás. Eso es porque tenemos que refrenar nuestros valores sobre el trabajo, el aguante y la familia, para no abrumarnos. La autoestima saludable implica que a veces dices que sí, pero a veces también dices que no.

Una importante consecuencia de esto es que las personas con un buen nivel de autoestima saben reconocer cuando tienen un problema, así como cuando el problema no es de ellos sino de alguien más. Uno tiene que reconocer a quien le pertenece la responsabilidad de encontrar la solución a un problema. Así uno está consciente de que un problema es de uno o de otra persona. Esto es clave para establecer los límites saludables que son parte de un nivel sano de autoestima. Este entorno de límites saludables se beneficia de poder evaluar con exactitud dónde realmente radica el problema. No es cuestión de decir, "Ese no es mi problema", sino de afirmar que a veces una situación no es tu responsabilidad ni está bajo tu control.

Sentirte bien contigo mismo permite que desarrolles relaciones que se basan en valores comunes, no en tus esfuerzos para compensar por sentirte inadecuado.

Ignacio nunca supo que su hijo Isaac estaba tan deprimido que había comenzado a consumir drogas. Isaac sacaba buenas notas en la escuela, participaba en todo tipo de deportes y tenía muchos amigos. No había ningún indicador de depresión que alguien hubiera podido detectar. Ignacio dijo llorando, "Parecía un muchacho normal".

Quizá algo que dejamos pasar por alto es el efecto de la poca autoestima en los niños. A los niños les pasan cosas malas. Y cuando suceden, los resultados pueden durar mucho tiempo. Los niños que sufren un gran trauma o pérdida corren mayor riesgo de depresión.

> Ernesto era mi paciente desde hacía años. De vez en cuando, venía a consultas porque su depresión volvía y comenzaba a ponerse muy ansioso. Un día, durante una sesión, tuvo una gran revelación sobre lo que debía hacer. Luego me miró y me dijo, "Sé que si no me levanto y hago algo, no sucederá nada".

# HACER EL BIEN (INTERACCIONES POSITIVAS)

LAS CONEXIONES SALUDABLES SON CLAVE PARA EVITAR O DISMINUIR LOS efectos de la depresión. En una relación saludable, se da y recibe de manera que todos sientan que se les está cuidando, valorando y respetando. No se trata de simplemente dar, porque eso puede dejarnos emocionalmente exhaustos, como tampoco se trata de solamente recibir, porque eso puede hacer que la persona que da sienta que abusan y se aprovechan de ella. Dar y recibir son actos complejos.

Una investigación sobre primates de la Universidad de Roehampton en Londres y el Centro de Primates de Alemania en Göttingen se centró en el efecto de la limpieza del uno al otro (acicalarse) en el nivel de cortisol (la hormona que se produce ante la presencia de estrés). Los investigadores sabían que, en el caso de los primates, los beneficios del acicalamiento eran muchos: mejor salud física, mayor relajación y mejores relaciones sociales.

Lo que hicieron fue medir el nivel de cortisol en los animales que estaban siendo limpiados por otros y los que realizaban esta limpieza. Aunque no pudieron explicar lo que descubrieron, notaron que los que limpiaban a otros parecían tener menos estrés que los primates a quienes limpiaban. Además, los animales que pasaban la mayoría del tiempo limpiando a otros tenían el más bajo nivel de cortisol. Si bien los investigadores pudieron documentar otros beneficios de limpiar a otros, se quedaron con la interrogante de por qué el animal que limpiaba a otros tenía menos estrés que el animal al que limpiaba. Si aplicamos esto a lo que sabemos sobre las personas, entonces los resultados no son inusuales.

Esta conclusión coincide con otros hallazgos que indican que las personas más felices son quienes tienen trabajos que les son gratificantes. Quizá la conclusión es simplemente que, cuando hacemos lo que disfrutamos, tenemos menos estrés y eso se traduce en menos depresión. De la misma manera, los muchos beneficios del altruismo están muy documentados. Varios estudios han mostrado que las personas que se ofrecen de voluntarias son más felices psicológicamente y su salud física es mejor que la de las que no lo hacen.

Tu capacidad de sentirte bien sobre quién eres y de hacer el bien son los primeros pasos para cultivar relaciones sanas. Un tema recurrente en las conclusiones de las investigaciones es que las buenas relaciones son esenciales para la salud física y mental. Una red social activa tiene muchos beneficios; aunque estas redes son más comunes entre las mujeres, también benefician a los hombres.

La importancia de las relaciones sanas se enfatizó incluso más en el Estudio de Mujeres Saludables (Healthy Women Study). Cuando la satisfacción con su matrimonio era alta, aumentaba la probabilidad de buenos resultados de salud. Las mujeres que dijeron que estaban muy satisfechas con su relación matrimonial tenían menos factores de riesgo a nivel biológico, psicosocial y de estilo de vida. Un mal matrimonio era un mejor pronosticador de muerte por motivos cardiovasculares entre las mujeres que los hombres. En base a los datos, al parecer, las mujeres reaccionan más psicológicamente a los conflictos o desacuerdos maritales que los hombres.

En vista de estas conclusiones, no es de sorprender que las mujeres no muestren una correlación clara entre el matrimonio y los beneficios de salud, mientras que en los hombres la correlación es más uniforme. Estos datos posiblemente cambien un poco a medida que aumenta la tasa de matrimonios de personas del mismo sexo y están bien documentados en la investigación.

Desafortunadamente, lo que nos demuestra la experiencia es que las relaciones que no son muy sanas tienden a exigirnos más y recompensarnos menos que las sanas. Creemos equivocadamente que al dedicar nuestro tiempo y energía a esas relaciones poco sanas, cuidamos de las personas que dependen de nosotros. Pero en realidad, estas relaciones, motivadas por la afectada autoestima de otra persona, son extenuantes. Es posible que las exigencias de la persona cambien, pero siempre son emocionalmente agotadoras.

El desafío es hacer lo obvio, que es cultivar relaciones sanas porque nos exigen menos y nos recompensan más.

# 8. LLEVA UN DIARIO SOBRE TU SALUD

YA QUE LA DEPRESIÓN PUEDE HACER QUE TU MEMORIA SE DETERIORE E incluso reducir tu capacidad de expresarte, es importante encontrar una manera fácil de mantenerte al tanto de tu salud, lo que incluye tu estado de ánimo. Cuando visites a tu proveedor de servicios de salud, tu diario de salud puede ser una fuente importante de información.

Tomar notas conlleva más que simplemente tener buena documentación. Los datos indican que apuntar las inquietudes en efecto ayuda a las personas. Se ha notado que quienes escriben sobre sus preocupaciones o emociones tienen un mejor desempeño en exámenes que las personas a quienes simplemente se les da tiempo para sentarse tranquilas.

# 9. VALORA TU VIDA ESPIRITUAL

CADA VEZ HAY MÁS EVIDENCIA DE QUE LA PARTICIPACIÓN RELIGIOSA TIENE un impacto positivo en la vida de las personas. Aunque muchos de nosotros comprendemos que la fe es importante para nosotros, a veces hay considerable presión social para devaluar el impacto de la fe con respecto a nuestra salud mental. Inicialmente, los investigadores afirmaban que las personas se sentían mejor porque practicar activamente su religión fomentaba y reforzaba sus relaciones sociales. Un análisis más profundo de la información indicó que, independientemente de cuáles factores se toman en cuenta, la participación en actividades religiosas tenía un efecto positivo en la depresión de tanto hombres como mujeres. Es más, entre las mujeres, este hallazgo fue más contundente que entre los hombres. Además, en investigaciones adicionales, por motivos desconocidos, aparentemente la participación religiosa ayudaba a reducir el estrés que sentían los inmigrantes más recientes a Estados Unidos.

Tomar parte en actividades religiosas es particularmente útil cuando estas prácticas giran en torno al amor y perdón. Cuando los temas se centran en el castigo y el sentimiento de culpa, el impacto puede ser negativo.

# 10. ESCUCHA LO QUE TE DICE EL CUERPO

Cuando se trata de superar la depresión, una de las fuentes más importantes de información es tu cuerpo. Si escuchas lo que te dice el cuerpo, se te hará más fácil saber cuándo estás cayendo en depresión.

## Salir adelante

LA FORMA EN QUE SE PRESENTA LA DEPRESIÓN VARÍA SEGÚN TU HISTORIA personal, los acontecimientos que la desencadenan y los recursos que tienes a la mano. La forma en que respondes cuando tú o alguien que conoces está deprimido puede tener mucho impacto en la recuperación o en una depresión más profunda.

Inicia el Programa de 10 puntos celebrando todas las respuestas de "verdadero" en la autoevaluación de la pág. 58 porque son los pasos positivos que ya estás dando en la vida. Luego, no consideres tus respuestas de "falso" como fracasos, sino como guías que te dirán en qué sentido debes ir.

Para superar la depresión, es importante pensar en lo que debes hacer y no permitir que la mente se pierda en pensamientos negativos o poco placenteros. Debes mantener tu concentración para llegar a un punto mejor. En el pasado, los investigadores pensaban que cuando las personas se ponían tristes, esto hacía que su pensamientos se desviaran. Estudios recientes han documentado que lo que sucede en realidad es lo contrario: cuando la mente no está centrada, hace que la persona se sienta infeliz.

Entonces, para llevar tu vida de manera que disminuya la posibilidad de volver a deprimirte, concéntrate en el Programa de 10 puntos. No se trata de hacer listas de las cosas que debes hacer y que nunca harás, sino más bien, una manera de reconocer que para superar la depresión y disfrutar la vida, debes hacerle frente a los diversos componentes de tu existencia.

Cuando sientes que la vida te está jalando en una dirección que no es sana —y habrá tales momentos— debes hacer una pausa, pensar en lo que estás haciendo y volver al programa. Es natural tener deslices de vez en cuando, pero para evitar la depresión, debes volver a concentrarte y reanudar el programa.

Para los hispanos, responder de una manera favorable significa que debes descartar algunas de las ideas comunes sobre qué es la depresión, quiénes tienen depresión y cómo controlarla. Para salir adelante, debes saber y aceptar que la depresión es un trastorno real, que existe un tratamiento para ella y que hay pasos que puedes dar para llevar tu vida de manera que se reduzca la probabilidad de depresión. Los aspectos clave que debes recordar son simples, pues son los elementos básicos para que tú y tu familia vivan de manera saludable. El Programa de 10 puntos para la salud y bienestar te alienta y apoya tus esfuerzos por superar la depresión y tener una vida más saludable.

# *Segunda parte*

## SOLO
## LOS
## HECHOS

La segunda parte de este libro proporciona la información más actualizada sobre los tratamientos disponibles y otros temas de interés para cualquiera que tenga preguntas acerca de la depresión. Así como no hay un simple examen para diagnosticar la depresión, no hay un tratamiento que sea eficaz en todos los casos. Los tratamientos que se enumeran a continuación son los que se prescriben con mayor frecuencia. De igual manera, los temas que se incluyen reflejan asuntos importantes que contienen hechos clave que necesitamos aclarar.

# Segunda parte

## SOLO LOS HECHOS

# ⌒Tratamiento

PARA SER CONSIDERADO PARA ESTA SECCIÓN, EL TRATAMIENTO DEBE HABER
sido sometido a pruebas clínicas. Las pruebas clínicas comparan los
resultados de la gente que recibe el tratamiento con gente que no lo
recibe, para determinar si el tratamiento es eficaz para aliviar la
enfermedad. Hay muchas diferencias en la eficacia de estos tratamientos y, en algunos casos, incluso hay controversias, lo que también mencionamos. No debes considerar ningún tratamiento que no
haya sido sometido a pruebas clínicas. Todos los tratamientos descri-
tos en la sección siguiente incluyen información sobre lo que indican
los datos de las pruebas clínicas sobre el tratamiento. Para mayor
información sobre la manera en que se realizan las pruebas clínicas,
ve a la página 102.

# Medicación

Enrique no tenía idea de cómo lo ayudaría la medicación.
Toda su vida había sentido que se ahogaba en sentimientos depresivos. Se las había arreglado para tener éxito
porque solo veía a gente durante breves periodos. A sugerencia de su internista, Enrique decidió probar un medicamento. Empezó a tomarlo de mala gana y después de
unas pocas semanas pudo notar la diferencia. El medicamento no lo hacía sentirse contento. Pero no tenía los
sentimientos usuales. Por primera vez, en lugar de hundir-
se más en su depresión, sentía como si alguien le levanta-

ba la barbilla y se la sostenía. Estas pastillas no hacían que fuera una persona alegre, pero le proporcionaban apoyo adicional para no sentirse como asfixiado. Podía levantar los ojos y ver que había una alternativa a su desesperanza.

---

### ¿Qué pasa?

Los medicamentos para la depresión están formulados para alterar el equilibrio químico del cerebro. La depresión puede ser tratada por medicamentos antiguos como tricíclicos e inhibidores de la monoaminoxidasa (MAOI, por sus siglas en inglés) o medicamentos más nuevos, como inhibidores selectivos de la recaptación de serotonina (SSRI, por sus siglas en inglés) o inhibidores de recaptación de serotonina y norepinefrina (SNRI, por sus siglas en inglés). No hay ninguna prueba para determinar qué medicamento será más eficaz para una persona en particular y producirá menores efectos secundarios. Sabemos que los MAOI son eficaces en algunas personas pero, si te los recetan, debes estar muy atento a la comida y otros medicamentos que tomas para evitar complicaciones serias. Hoy en día, los medicamentos que se recetan con mayor frecuencia son SSRI o SNRI porque tienen menores efectos secundarios. Las formas genéricas de algunos de estos se enumeran a continuación, con el nombre de marca en paréntesis.

**SSRI**
citalopram (Celexa)
escitalopram (Lexapro)
fluoxetina (Prozac)
fluvoxamina (Luvox)
paroxetina (Paxil)
sertralina (Zoloft)

**SNRI**

desvenlafaxina (Pristiq)

duloxetina (Cymbalta)

venlafaxina (Effexor)

Cuando tomas medicamentos psicotrópicos (es decir, medicamentos formulados para tener efectos en la mente y aliviar enfermedades como la depresión), si quieres dejar de hacerlo, debes conversarlo con tu proveedor de servicios de salud.

Hay sólida evidencia de que el tabaquismo tiene un impacto en la manera en que el cuerpo puede hacer uso de las medicinas que tomas. Las diferencias en la manera en que responden las personas a los medicamentos también pueden estar en función de la edad, la rapidez en que tu cuerpo metaboliza el medicamento y la regularidad con la que lo tomas.

### ◇ ¿Es útil?

Según NIMH, los medicamentos benefician más a quienes tienen depresión moderada a grave, según lo determina el proveedor de servicios de salud. Aunque no hay una "píldora mágica", puedes superar la depresión si tomas el medicamento más adecuado a tus necesidades. Para lograr el mayor beneficio del medicamento, también debes recibir terapia psicológica.

Usualmente, es necesario tomar el medicamento con regularidad durante tres a cuatro semanas para saber si será beneficioso para ti. Si un medicamento no es eficaz, tu proveedor de servicios de salud puede recomendar uno diferente. Usualmente, con el cambio de medicamentos, es posible encontrar uno que sí resulta eficaz.

### ¿Problemas?

Cuando se trata de niños, los expertos opinan que los medicamentos disponibles hoy en día distan de ser satisfactorios. Más aun, hay pocos medicamentos en desarrollo e insuficientes investigaciones sobre la eficacia de medicamentos existentes en niños y adolescentes. Sin embargo, los investigadores concuerdan en que las medicinas disponibles actualmente tienen menos efectos secundarios.

El mayor problema es que algunas personas no toman sus medicinas con la regularidad que deberían. Los estudios confirman que las personas más felices en su matrimonio tienen mayores probabilidades de tomar sus medicinas según las indicaciones.

# Medicina alternativa y complementaria (CAM, por sus siglas en inglés)

### ¿Qué pasa?

Los funcionarios del Centro Nacional de Medicina Alternativa y Complementaria (NCCAM, por sus siglas en inglés), una rama del NIH, admiten sin reparos que es muy difícil describir lo que constituye CAM. Según estos funcionarios, CAM comprende un conjunto de diversos sistemas, prácticas y productos médicos y para el cuidado de la salud, que generalmente no están considerados parte de la medicina convencional (occidental o alopática) que ejercen los médicos que reciben diplomas como MD (doctor en medicina) y DO (doctor en osteopatía), y profesionales de la salud que colaboran con ellos, como fisioterapeutas, psicólogos y enfermeros diplomados. Hay diferentes tratamientos médicos que incluyen cierto uso de CAM, como por ejemplo:

- Medicina complementaria: CAM junto con medicina convencional.
- Medicina alternativa: CAM en lugar de medicina convencional.
- Medicina integrativa (también conocida como medicina integrada): Combina tratamientos convencionales y de CAM de seguridad y eficacia comprobadas.

A menudo, CAM incluye el uso de una variedad de medicinas herbales (también conocidas como productos botánicos), vitaminas, minerales y otros "productos naturales". Muchos son de venta libre pues se les considera suplementos nutricionales. No se considera CAM tomar multivitamínicos para cubrir el requisito diario de nutrientes o tomar calcio para promover la salud de los huesos.

### ¿Es útil?

Se desconoce su utilidad. Los resultados de pruebas clínicas en todo el mundo han sido contradictorios, y la eficacia de la hierba de San Juan (St. John's Wort), el tratamiento alternativo más estudiado para la depresión, no es concluyente.

### ¿Problemas?

Los medios de comunicación promueven el uso de estos tratamientos alternativos, incluso en casos en que la medicina basada en evidencias no ha comprobado su eficacia. Lo que más preocupa es que una persona con fondos limitados desperdicie dinero en productos que no generen el resultado prometido.

# Psicoterapia

Elvira había sufrido de depresión la mayor parte de su vida, pero había aprendido a controlarla. No le preocupaba no tener fama de alegre o positiva. Incluso de niña, rara vez sonreía. A menudo tenía semblante melancólico. A pesar de que se sentía así, Elvira cumplía con sus obligaciones, por más abrumada que se sentía. Pensaba que la vida era así.

---

### ¿Qué pasa?

Psicoterapia es un término que reciben todos los tratamientos para enfermedades mentales que implican hablar con un terapeuta. En este tratamiento, se alienta a las personas a hablar sobre sus sentimientos y las circunstancias de su vida para que ganen un mejor entendimiento de su situación. En la mayoría de los casos, las primeras sesiones se dedican a conocer la vida de la persona y las preocupaciones que tiene. En base a esa conversación, el terapeuta formula el plan de tratamiento a fin de atender las necesidades del paciente. Según el diagnóstico, la medicación también es parte del plan de tratamiento.

Lo fundamental en la psicoterapia es la relación entre el paciente y el terapeuta. Este factor es determinante para la eficacia del tratamiento.

Cuando empecé mi entrenamiento como psicóloga clínica, le dije a mi profesor que me parecía que él solo estaba conversando. Me sonrió, me agradeció y añadió que un buen psicoterapeuta da la impresión de que solo está conversando. En las décadas que vengo brindándole tratamiento a pacientes, llegué a entender esas sabias palabras.

La psicoterapia requiere esfuerzo tanto del profesional de salud mental como de la persona que está recibiendo la terapia. El profesional debe escuchar, procesar y responder de manera instantánea a lo que se está diciendo. El paciente tiene que ser franco y hablar de temas difíciles o dolorosos, escuchar y usar lo que menciona para tomar los pasos necesarios en su vida. La psicoterapia no es simple una sesión de una hora para sentirse bien después. La psicoterapia incluye el esfuerzo que uno hace fuera de las sesiones.

### ¿Es útil?

Sí. Hay diferentes tipos de psicoterapia eficaz para problemas específicos. Tanto la terapia cognitivo-conductual (ver página 90) e IPT (ver página 94) surten efecto con personas que han recibido el diagnóstico de depresión. Creo que para que la psicoterapia sea eficaz, debes consultar a un profesional de la salud mental que esté capacitado, que entienda tu idioma, valore tu cultura y te haga sentir cómodo. La dinámica interpersonal es crucial debido a la importancia de formar una relación de confianza y respeto. La tercera parte de este libro proporciona pautas para escoger a un buen terapeuta.

### ¿Problemas?

Hay muchos tipos de terapia, y se van desarrollando nuevas todo el tiempo. A veces la popularidad de una terapia en particular oculta su eficacia.

# Terapia cognitivo-conductual (CBT, por sus siglas en inglés)

### ¿Qué pasa?

En este tipo de terapia, los pacientes aprenden a examinar las circunstancias que enfrentan y a pensar en ellas de forma diferente (restructuración cognitiva), para luego aplicar esta nueva manera de pensar a lo que hacen (conducta). Tanto el terapeuta como el paciente participan activamente en este proceso. El terapeuta ayuda al paciente a poner sus pensamientos en orden sobre sus circunstancias, identificar cuándo no hay una correspondencia entre sus pensamientos y los hechos, y la manera en que su conducta debe ser consecuente con lo que el paciente sabe. En algunos casos, CBT alienta al paciente a identificar lo que está provocando la depresión y a hacer los cambios necesarios.

Este tipo de terapia ayuda a poner en orden los pensamientos para que el paciente pueda hacer lo que desea. También ayuda a analizar y dejar de tener pensamientos y opiniones que producen conductas poco saludables y desadaptadas.

### ¿Es útil?

CBT es muy útil para personas con depresión menor a moderada. Algunas personas pueden requerir medicación junto con CBT. También existe documentación de que es eficaz en niños y adolescentes con enfermedades relacionadas a traumas.

### ¿Problemas?

Para que CBT surta efecto, debes hablar con franqueza acerca de lo que está sucediendo en tu vida y estar dispuesto a hacer cambios.

# Terapia de estimulación (Terapia de estimulación cerebral)

### ¿Qué pasa?

Estos procedimientos son muy serios y controvertidos, y se reservan solamente para personas con depresión grave y discapacitante que intentaron otros tratamientos y no las ayudaron. Hay varios tipos de terapias que caen dentro de este categoría: terapia electroconvulsiva (ECT, por sus siglas en inglés) o terapia de choque, estimulación del nervio vago, estimulación magnética repetitiva transcraneal, terapia magnética contra las convulsiones y estimulación cerebral profunda. En estos tratamientos, el cerebro se estimula activando o tocándolo con magnetos, implantes o corriente eléctrica, como se describe a continuación.

## Terapia electroconvulsiva

La persona se somete al tratamiento bajo anestesia general y se le colocan electrodos en lugares específicos a los lados de la cabeza. Se administran varios impulsos eléctricos cortos vía los electrodos para inducir convulsiones cerebral. Los pacientes que se someten a ECT no se mueven porque están sedados. En la mayoría de los casos, los pacientes reciben este tratamiento tres veces por semana hasta por doce sesiones para aliviar la depresión. En este procedimiento, la corriente eléctrica provoca cambios en el equilibrio químico del cerebro que se cree estabilizan la depresión.

**Estimulación del nervio vago (VNS, por sus siglas en inglés)**
El nervio vago lleva señales y mensajes desde la parte del cerebro que controla el humor, el sueño y otras funciones, al corazón, pulmones, hígado y estómago. Para la VNS, la persona se somete a una cirugía en la que se le implanta un dispositivo similar a un marcapaso debajo de la piel, del lado superior izquierdo del pecho. Ese dispositivo se conecta con el nervio vago mediante un filamento que va debajo de la piel. El dispositivo se programa para enviar impulsos eléctricos al nervio vago izquierdo según un cronograma fijo. Aunque este tratamiento fue concebido para tratar la epilepsia en el 2005, la Administración de Alimentos y Medicamentos (FDA, por sus siglas en inglés) aprobó su uso para depresión grave bajo condiciones muy específicas.

**Estimulación magnética repetitiva transcraneal (rTMS, por sus siglas en inglés)**
En este procedimiento, se usa un magneto para activar un lugar específico del cerebro. Se coloca una placa electromagnética en la frente, cerca de la zona deseada, para enviar impulsos electromagnéticos cortos. El tratamiento dura de treinta a sesenta minutos y no requiere anestesia.

**Terapia magnética contra las convulsiones (MST, por sus siglas en inglés)**
Este procedimiento requiere anestesia general y utiliza impulsos magnéticos muy fuertes en una zona específica para inducir una convulsión.

**Estimulación cerebral profunda (DBS, por sus siglas en inglés)**
Para la DBS, te implantan electrodos en el cerebro que están conectados por un filamento a un dispositivo implantado en el pecho. Este procedimiento requiere cirugía cerebral y conlleva todos los riesgos asociados con este tipo de operación. Fue concebido inicialmente como una forma de controlar los temblores y movimientos involuntarios que caracterizan a los pacientes con Parkinson.

**¿Estas terapias son útiles?**
Se requiere mucha investigación para comprender los beneficios y riesgos a largo plazo de todos estos procedimientos.

### ¿Problemas?
Ya que algunos de estos tratamientos son invasivos, los problemas que enfrentan los pacientes se derivan de la anestesia general, cirugía mayor e implantes. Es más, en su mayoría, tienen efectos secundarios considerables, y se requiere mucha investigación para determinar la manera en que funcionan. Por ejemplo, con rTMS, todavía se debate la mejor ubicación de la estimulación electromagnética. Y si bien se ha progresado mucho en el tratamiento con ECT desde que se usó por primera vez en 1938, todavía existe controversia respecto a la manera en que funciona y su efecto en la memoria.

# Terapia de luz

### ¿Qué pasa?
En esta terapia, la persona es expuesta a una caja que emite luz artificial durante un tiempo específico en la mañana,

usualmente cuando todavía está bastante oscuro afuera. Como la luz producida contiene todo el espectro, se cree que esto reordena los ritmos biológicos de la persona.

Es necesario sentarse junto a la caja de luz mientras lees, escribes o comes. No debes mirar directamente a la luz. La duración de la exposición a la luz depende de la cantidad de luz que emite la caja. Una iluminación de 10,000 puede requerir solo treinta minutos de exposición, mientras que una iluminación de 2.500 puede requerir dos horas. La tecnología está mejorando, y hay lámparas biaxiales y trifosfóricas de luz blanca fría. Estas cajas están a la venta en farmacias locales.

**¿Es útil?**
Hay evidencia que este tratamiento es eficaz para personas con trastorno afectivo estacional.

**¿Problemas?**
Se debe determinar la cantidad y duración del tratamiento para cada persona. Cada vez hay más interés en investigar la eficacia de esta terapia con otros trastornos.

# Terapia interpersonal (IPT, por sus siglas en inglés)

**¿Qué pasa?**
Se considera que este tratamiento es de corto plazo porque dura dieciséis sesiones de una hora a la semana y se enfoca

en uno o dos problemas. Es una intervención altamente estructurada en base a un manual, con tres fases: fase inicial (una a tres sesiones), fase intermedia y fase final (tres sesiones). Una vez que la persona recibe el diagnóstico de depresión, se relaciona el problema con una de cuatro circunstancias: lamentando algo, problemas temporales en una relación, cambios importantes en la vida (divorcio o jubilación), o conducta interpersonal negativa. Las sesiones con un profesional de salud mental consisten en hablar de lo que te está pasando en ese momento y desarrollar destrezas y estrategias para mejorar tu situación. Por ejemplo, si tienes problemas en una relación, la labor consiste en decidir primero si vas a continuarla o no. Una vez que tomas la decisión, las siguientes sesiones se enfocan en lo que debes hacer para que la relación avance en la dirección deseada. Si la depresión es en respuesta al fallecimiento de un ser querido, las sesiones iniciales se enfocan en proporcionar un espacio para que la persona exprese su tristeza, y las siguientes sesiones procuran que la persona inicie nuevas actividades y relaciones en su vida para aminorar la sensación de pérdida.

Este tratamiento se basa en la creencia que la manera en que la persona interacciona con los demás es un factor importante en la depresión. La terapia intenta mejorar la comunicación y la manera en que las personas interaccionan unas con otras. Se considera que este enfoque se centra menos en pensamientos y más en la dinámica interpersonal.

A veces, el terapeuta se esforzará por identificar acontecimientos pasados que provocan dolor para guiar al paciente hacia maneras de expresar la tristeza latente de esas emociones de una manera saludable. Las malas relaciones del pasado se analizan, identificando el pensamiento distorsionado que resultaron en problemas, para que la persona pueda ser más objetiva sobre relaciones actuales.

**¿Es útil?**
La IPT se usa generalmente para tratar depresión y distimia, y su eficacia puede variar.

**¿Problemas?**
Algunos profesionales creen que la IPT es demasiado limitada en su duración y enfoque. Según la Sociedad Internacional de Psicoterapia Interpersonal (ISIPT, por sus siglas en inglés), esta terapia "se centra en los aspectos interpersonales de la depresión y excluye todos los otros focos de atención clínica".

# Terapia psicoanalítica

**¿Qué pasa?**
Esta terapia es la más conocida, pero es la menos usada hoy en día para el tratamiento de enfermedades mentales o problemas de salud mental. Este tipo de tratamiento, también llamado psicoanálisis, se basa en el trabajo de Sigmund Freud. Las sesiones consisten en hablar de cómo el inconsciente influye en lo que las personas sienten en la actualidad. Se invierte mucho tiempo en hablar acerca del efecto de las experiencias de la infancia en los problemas actuales. Como parte del tratamiento, el terapeuta puede usar técnicas como la libre asociación, interpretación de los sueños y juegos de roles. El tratamiento usualmente requiere por lo menos una sesión semanal por varios años.

### ¿Es útil?

Estudios comparativos han probado que la eficacia del psicoanálisis no es mayor a la de un placebo.

### ¿Problemas?

El costo del psicoanálisis durante un largo periodo y la intensidad del tratamiento en este método lo hace poco atractivo para la mayoría de personas.

# Terapia psicodinámica

### ¿Qué pasa?

Aunque esta terapia se basó originalmente en las teorías de Sigmund Freud, con el tiempo cambió de enfoque para ayudar a las personas a estar más conscientes de sí mismas y comprender mejor sus acciones. Algunos terapeutas psicodinámicos usan un enfoque ecléctico que combina elementos en el tratamiento, e incluye terapia de orientación más conductual. Dura menos, es menos intensa que el psicoanálisis y requiere la participación activa del terapeuta.

### ¿Es útil?

Todo depende de la destreza del terapeuta.

### ¿Problemas?

Según el Instituto Nacional de Salud Mental (NIMH, por sus siglas en inglés), las investigaciones sobre la eficacia de este tipo de terapia han arrojado resultados mixtos.

# ⌒ Otros temas

## Estrés

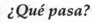

*¿Qué pasa?*

Cuando el estrés no se soluciona, nos agota y puede llevarnos a la depresión. Por eso es esencial que sepamos lo que nos causa ese estrés poco saludable en la vida y lo que podemos hacer para disminuirlo.

La manera en que manejamos el estrés tiende a estar dentro del espectro de "luchar o huir" o "cuidar y socializar". Por muchos años "luchar o huir" era la única explicación para la forma en que la persona enfrentaba el estrés. Específicamente, decía que cuando sentías estrés, el cuerpo se preparaba para pelear o alejarse de la situación. En su mayoría, estos estudios se basaban en hombres.

Investigaciones recientes han documentado que las mujeres que enfrentan situaciones estresantes generalmente usan la estrategia de "cuidar y socializar", en lugar de "luchar o huir". Según esta evidencia, cuando las mujeres están estresadas, recurren a sus redes sociales para encontrar apoyo. Pero en lugar de que los hombres y las mujeres utilicen dos estrategias diferentes para responder ante el estrés, lo más probable es que lo que determina la respuesta de cada persona a las circunstancias estresantes también sea la situación. Si alguien va a atacar a una mujer, entonces "cuidar y socializar" no sería la mejor respuesta. Sea cual fuere la estrategia que alguien decide utilizar, el hecho es que cuando estás más estresado el cuerpo produce más cortisol. Y eso no es bueno porque más cortisol dificulta que las células del sistema inmunológico funcionen apropiadamente.

Ten en cuenta que "cuidar y socializar" parece ser una de las razones por las cuales las mujeres viven más que los hombres. Los datos indican que entre las maneras que los hombres generalmente responden al estrés están la agresión, el alejamiento social y el abuso de drogas. Recientes investigaciones muestran evidencias de que es la percepción de la persona acerca de su soledad, sin importar la realidad de si está sola o no, lo que lleva al estrés y la depresión.

### ¿Es útil?

Todos nosotros tenemos que lidiar con cierto estrés en la vida y hasta cierto punto, el estrés es positivo: nos sirve de motivación y ayuda a mantener alerta a nuestros sentidos. Pero el exceso de estrés o estrés que no se resuelve puede llevar a la depresión. La mayoría de gente dice que algunas de las mayores fuentes de estrés son el trabajo y el dinero. Cuando se les hizo a los hispanos la misma pregunta, ellos identificaron la salud familiar como el factor generador de mayor estrés.

### ¿Problemas?

El mayor problema en este caso es que algunas personas creen que simplemente debes sobrellevar el estrés. De hecho, debes eliminar el exceso de estrés de tu vida. Los estudios de genómica social han confirmado que la adversidad crónica, como el estrés, afecta el sistema inmunológico a nivel molecular.

# Profesionales de servicios de salud mental

**¿Qué pasa?**
Hay muchos tipos diferentes de profesionales de servicios de salud mental. A continuación encontrarás algunos de los principales, con una breve descripción de su entrenamiento y lo que pueden hacer. El tipo de psicoterapia que proporcionan los profesionales de servicios de salud mental se basa en la metodología que escogen aplicar. La lista de abajo está en orden alfabético.

**Los consejeros profesionales diplomados** (*licensed professional counselors*) tienen una maestría en psicología, consejería o una disciplina similar, y usualmente tienen por lo menos dos años de experiencia de posgrado. Prestan servicios que pueden incluir diagnóstico y consejería (individual, familiar/grupal o ambas).

**Los enfermeros psiquiátricos/de salud mental** pueden tener grados que van del nivel asociado (dos años de estudios superiores) a doctorado (DNSc, PhD). Según su nivel de educación o certificación, prestan una amplia gama de servicios, entre ellos evaluación, manejo de casos y psicoterapia. En ciertos estados, algunos enfermeros psiquiátricos pueden recetar medicamentos y hacerles el seguimiento.

**Los psicofarmacólogos** usualmente son psiquiatras que se especializan en el uso de medicamentos psiquiátricos para controlar enfermedades mentales.

**Los psicólogos** son personas que tienen una maestría (MA o MS) en psicología; un doctorado (PhD) en psicología clínica, consejería o de investigación; un doctorado en psicología aplicada (PsyD); o un doctorado en educación (EdD). En la mayoría de los estados, obtener una licencia para el ejercicio de la psicología requiere ciertos requisitos, como el exigir que los psicólogos aprueben exámenes nacionales y estatales. La licencia permite administrar exámenes psicológicos, realizar evaluaciones y proporcionar psicoterapia. En Nuevo México, algunos psicólogos tienen licencia para recetar medicamentos y hacerle el seguimiento.

**Los psiquiatras** son médicos que obtuvieron el grado de MD u OD y tienen además por lo menos cuatro años de estudios especializados y entrenamiento en psiquiatría. Los psiquiatras tienen licencia para ejercer la medicina y la obtienen de cada estado de manera individual. Los psiquiatras "colegiados" (*board-certified*) han aprobado el examen nacional administrado por el Colegio de Psiquiatría y Neurología de Estados Unidos (American Board of Psychiatry and Neurology). Los psiquiatras realizan evaluaciones médicas y psiquiátricas, ofrecen psicoterapia y recetan medicamentos y les hacen el seguimiento.

**Los trabajadores sociales** pueden tener una licenciatura, maestría (MSW) o doctorado (DSW o PhD). En la mayoría de los estados, el requisito para la licencia de los trabajadores sociales es aprobar un examen para ejercer el trabajo social (LCSW). Los trabajadores sociales proporcionan varios servicios, entre ellos, psicoterapia, manejo de casos y planificación para dar de alta a pacientes hospitalizados.

### ¿Problemas?

Las diferencias entre estos profesionales a veces son muy sutiles, pero pueden ser importantes para ti. Por ejemplo, un psicólogo con un doctorado en PsyD ha recibido capacitación para ejercer como psicólogo y utiliza las investigaciones recientes, mientras que un psicólogo con un PhD en psicología clínica tiene más años de entrenamiento y ha recibido capacitación para ejercer como psicólogo y ser investigador.

# Pruebas clínicas

### ¿Qué pasa?

Una prueba clínica es un estudio de investigación biomédica o relativa a la salud que define de antemano quiénes serán los sujetos de estudio, los tipos de tratamiento que se ofrecerán y todos los detalles de lo que sucederá durante el estudio y después.

Cada estudio está concebido para responder preguntas específicas y por eso, los investigadores describen las características que se requieren para participar en el estudio (criterios de inclusión) y las características que eliminan la posibilidad de participación (criterios de exclusión). Ejemplos de criterios son edad, género, tipo y severidad de la enfermedad, historia de tratamientos previos y otras afecciones médicas.

### ¿Son útiles?

Hasta ahora, las pruebas clínicas son la única manera de saber sobre la eficacia de un tratamiento.

### ¿Problemas?

Uno de los requisitos más importantes es obtener consentimiento informado de todos los participantes en una prueba clínica. Antes de aceptar participar, la persona debe comprender todos los aspectos de lo que implica ese consentimiento. Todos los participantes potenciales deben recibir un documento por escrito que incluye los detalles del propósito del estudio, la duración del estudio, procedimientos necesarios, riesgos y beneficios potenciales, e información sobre los contactos. El documento debe estar escrito en el idioma que más comprendes. Después de leer el documento y recibir respuesta a todas tus preguntas, puedes decidir si firmar o no el documento. Ten en mente que el documento de consentimiento informado no es un contrato y puedes retirarte de la prueba clínica en cualquier momento.

# Psicología positiva

### ¿Qué pasa?
Este campo relativamente nuevo de la psicología ha recibido mucha atención. El término fue acuñado en 1998 por el Dr. Martin E. P. Seligman y el Dr. Mihaly Csikszentmihalyi porque el enfoque de su trabajo era el bienestar y la felicidad.

### ¿Es útil?
Sin lugar a dudas. En la psicología positiva, la salud mental no solo es la ausencia de enfermedades mentales sino también la presencia de emociones y rasgos personales positivos. En el 2004, el Dr. Christopher Peterson y el Dr. Seligman dieron un paso importante al crear un sistema de las virtudes y cualidades de carácter que son esenciales para desarrollar nuestro total bienestar mental. En su libro *Character Strengths and Virtues: A Handbook and Classification*, identificaron seis virtudes principales que debemos tener para disfrutar del bienestar y la felicidad.

### VIRTUDES Y CUALIDADES DE CARÁCTER

**Sabiduría y conocimiento:** creatividad, curiosidad (interés, búsqueda de novedades y experiencias), mentalidad abierta (buen juicio, pensamiento crítico), amor por el aprendizaje y perspectiva (sensatez)

**Valentía:** valor, persistencia (perseverancia, laboriosidad), integridad (autenticidad, honestidad), vitalidad (chispa, entusiasmo, vigor y energía)

**Humanidad:** amor, bondad (generosidad, cariño, atención, caridad, amor altruista, amabilidad) e inteligencia social (inteligencia emocional, inteligencia personal)

**Justicia:** civismo (responsabilidad social, lealtad, trabajo en equipo), imparcialidad y liderazgo

**Templanza:** perdón y compasión, humildad y modestia, prudencia y autorregulación (autocontrol)

**Trascendencia:** apreciación de la belleza y excelencia (reverencia, admiración, elevación) gratitud, esperanza (optimismo, conciencia sobre el futuro, orientación hacia el futuro), sentido del humor (espíritu travieso) y espiritualidad (religiosidad, fe, propósito)

Fuente: Christopher Peterson y Martin E. P. Seligman, *Character Strengths and Virtues: A Handbook and Classification* (Oxford, UK: Oxford University Press, 2004).

Los resultados de otros estudios también confirman la importancia de relaciones positivas. Muchos estudios han documentado que cuando la relación entre los padres es de alta calidad, sus hijos tienen mayor éxito en la vida. Los datos indican que si los padres tienen una relación feliz, los resultados positivos en sus hijos se ven de manera sistemática, sin importar diferencias económicas, raciales, étnicas o familiares.

### ¿Problemas?

El principal problema con la psicología positiva es el concepto equivocado que mucha gente tiene de ella. No solo se trata de sonreír.

Los estudios de psicología positiva arrojan resultados que demuestran que la satisfacción en la vida y las emociones positivas contribuyen mucho y van de la mano de una mejor salud general y una vida más prolongada.

# Suicidio

Esta vez Teresa se sentía diferente. Parecía estarse hundiendo más en sus sentimientos negativos. Su esposo Orlando y todos sus hijos sabían que mami no se sentía bien. Todos los intentos por ayudarla tenían el efecto contrario y parecían acercarla al abismo de tristeza que la envolvía. Teresa veía que su casa estaba cada vez más desordenada y que sus papeles cubrían todas las superficies en la cocina. Y aunque quería, Teresa era incapaz de levantarse en la mañana, incluso cuando sabía que tenía que llevar a sus hijos a la escuela antes de ir a su trabajo, el cual nunca le había gustado. Orlando no sabía qué hacer y se quedó sin habla cuando Teresa le dijo, "Tengo ganas de estrellar el auto contra una pared".

### ¿Qué pasa?

El suicidio es un grave problema en Estados Unidos que nos afecta a todos. Sigue siendo la octava causa de muerte para gente de todas las edades. Es un problema entre los jóvenes, pero es incluso más común entre las personas mayores de sesenta y cinco años. Específicamente, en el 2004, hubo 4,599 suicidios entre estadounidenses de diez a veinticuatro años, un aumento de los 4,232 en 2003, un índice de 7.32 por cada 100,000 personas de esa edad. Aunque ese índice es alto, es casi el doble entre las personas mayores de sesenta y cinco años (14.3 por cada 100,000 personas).

Los proveedores de servicios de salud mental están cada vez más preocupados acerca del potencial de suicidios entre las personas a su cargo, independientemente del diagnóstico. La prevención del suicidio se ha vuelto tan importante que, a partir del Quinto Manual de Diagnóstico y Estadísticas de Enfermedades Clínicas (DSM-V, por sus siglas en inglés), los expertos clínicos deberán evaluar el potencial de suicidio para todos los pacientes bajo su cargo, desde peligro mínimo hasta peligro inminente. Para evaluar el potencial de suicidio, el experto clínico tomará en cuenta los factores de largo plazo (si el paciente o algún amigo o pariente intentó suicidarse, o hay historia de enfermedad mental, abuso, dolor crónico, ira o agresividad), circunstancias estresantes en los últimos tres meses (hospitalización o alta, pérdida significativa, mayor abuso de alcohol, empeoramiento de los síntomas de la depresión) y circunstancias estresantes en la última semana (sentimientos de desesperanza, ansiedad marcada, planes de suicidio o si la persona está viviendo sola). La evaluación se usará para determinar la importancia de la prevención del suicidio como parte de la formulación del plan de tratamiento para la persona. No está concebida como herramienta para pronosticar si la persona intentará suicidarse.

Hay muchos factores de riesgo para el suicidio. Estos incluyen depresión, varias enfermedades mentales, consumo de drogas o una combinación de ellos. Estos factores de riesgo constituyen 90% de los casos en los que la muerte de la persona se debe a un suicidio.

Si tú o alguien que conoces está contemplando el suicidio, es urgente que reciba ayuda profesional lo antes posible. Puedes llamar al 911 o ir a la sala de urgencias más cercana. Asimismo, deshazte de todas las armas de fuego y otros medios potenciales para suicidarse.

### ¿Problemas?

La tasa de suicidio de los hombres es más alta que la de las mujeres, en proporción de 4,5 a 1. Por cada suicidio, hay aproximadamente entre ocho y veinticinco intentos.

# *Tercera parte*

# RECURSOS Y HERRAMIEN-TAS PARA AYUDARTE A TOMAR EL CONTROL

Si tienes preguntas acerca de la depresión, favor de llamar a la Línea Nacional de Ayuda a la Familia Hispana (National Hispanic Family Health Hotline) al 866-783-2645 o 866-SU-FAMILIA. Asesores de promoción de la salud estarán disponibles para responder a tus preguntas en inglés y español, y para ayudarte a ubicar servicios locales. Puede llamar de lunes a viernes, de 9 a.m. a 6 p.m. hora del este.

También puedes comunicarte con la Línea Nacional de Ayuda para la Prevención del Suicidio (National Suicide Prevention Lifeline). Este servicio, auspiciado por el Departamento de Salud y Servicios Humanos de Estados Unidos, es una línea de ayuda gratis a disposición de todos, para consultas a toda hora, ya sea sobre sí mismo o un ser querido, en una crisis suicida o con angustias emocionales. Al llamar a la línea se te conectará con el centro para crisis más cercano a ti de los 150 que participan en todo el país. Para servicios en inglés, llama al 1-800-273-TALK (8255). Para servicios en español, llama al 1-888-628-9454. En ambas líneas, veteranos o sus familiares y amigos pueden marcar 1 y se les comunicará con los servicios profesionales especiales para los veteranos del Departamento de Asuntos de los Veteranos (VA, por sus siglas en inglés).

La Alianza Nacional sobre Enfermedades Mentales (NAMI, por sus siglas en inglés) opera una línea de ayuda e información, disponible al llamar al 1 (800) 950-NAMI (6264), de lunes a viernes, 10 a.m. a 6 p.m., hora del este.

# LOS MEJORES SITIOS DE INTERNET SIN FINES COMERCIALES

Aunque hay muchos sitios que ofrecen tratar la depresión con un producto o un proceso, los sitios de Internet enumerados abajo se dedican a proporcionarte la mejor información disponible, y no venderán ninguna información personal que les proporciones. Además, ninguno de estos sitios permite la publicidad ni el auspicio de productos.

### MENTAL HEALTH AMERICA

www.nmha.org

(antes conocido como National Mental Health Association)

Mental Health America es una red de más de 300 afiliadas locales que ofrecen acceso a una gran variedad de servicios profesionales y de autoayuda; vivienda y empleo con apoyo; acceso a pruebas integrales de despistaje sobre salud mental; y seguimiento individual para lograr un tratamiento eficaz.

### NATIONAL ALLIANCE ON MENTAL ILLNESS (NAMI)

www.nami.org

Los esfuerzos de NAMI se centran en informar a los estadounidenses sobre enfermedades mentales, ofrecer recursos a las personas que los necesitan y realizar esfuerzos a su favor para asegurar que las enfermedades mentales sean una alta prioridad nacional.

### NATIONAL ALLIANCE FOR HISPANIC HEALTH

www.hispanichealth.org

La Alianza se dedica a mejorar la salud y bienestar de los hispanos, y a trabajar con otros para asegurar la salud de todos.

## National Institute for Mental Health (NIMH)
www.nimh.nih.gov
La misión del NIMH es transformar el entendimiento y tratamiento de enfermedades mentales por medio de investigación básica y clínica, preparando el camino para la prevención, recuperación y cura.

## National Institute of Neurological Disorders and Stroke (NINDS)
www.ninds.nih.gov
La misión del NINDS es reducir la carga de enfermedades neurológicas, la cual es sobrellevada por grupos de todas las edades, todos los segmentos de la sociedad, en todo el mundo.

## National Library of Medicine (NLM): MedlinePlus
www.nlm.nih.gov
La NLM es parte de los National Institutes of Health y es la mayor biblioteca médica del mundo. La biblioteca recopila materiales y presta servicios de información e investigación en todos los aspectos de la biomedicina y atención de salud.

## The Carter Center Mental Health Program
www.cartercenter.org/health/mental_health
Bajo el liderazgo de la ex Primera Dama Rosalynn Carter, la mayor defensora de los derechos de las personas con enfermedades mentales del país, el Programa de Salud Mental del Centro Carter se dedica a generar conciencia sobre problemas de salud mental, reducir el estigma y discriminación contra las personas con enfermedades mentales y lograr mayor equidad para la salud mental en el sistema de atención de salud de Estados Unidos.

# PREGUNTAS QUE DEBES HACERLE A TU PROVEEDOR DE SERVICIOS DE SALUD

## Preguntas sobre el tratamiento para la depresión

*¿Cómo puede ayudarme con mi depresión?*

*¿Hay algo más que debo hacer?*

*¿Hay medicamentos que puedo tomar?*

*¿Cuáles son los efectos secundarios de estos medicamentos?*

*¿Durante cuánto tiempo debo tomar estos medicamentos?*

*¿Hay alternativas a tomar medicamentos?*

*¿Debo consultar con un psicoterapeuta?*

*¿Tiene alguna recomendación?*

## Preguntas sobre los medicamentos para la depresión

*¿Cuál es el nombre de los medicamentos que quiere que tome?*

*¿Qué dosis voy a tomar?*

*¿Cuándo se toman?*

*¿Hay instrucciones especiales sobre cómo tomarlos?*

*¿Durante cuánto tiempo debo tomarlos?*

*¿Cuánto tiempo tardarán en hacer efecto?*

*¿Qué pasa si me olvido de tomar una pastilla?*

*¿Hay efectos secundarios sobre los cuales debo preocuparme?*

*¿Con qué frecuencia debo consultarle sobre mis medicamentos?*

*¿Hay alguna interacción con otros medicamentos, suplementos, tés y productos de venta sin receta que estoy tomando?*

# Cómo escoger un psicoterapeuta

Cuando escoges un psicoterapeuta, tu decisión se basará en el precio y qué tan bien se comunican entre ustedes. A continuación se enumeran los pasos que debes tomar y algunos de los datos que debes obtener.

## 1. Obtén nombres

- *Pídele recomendaciones a tu proveedor de servicios de salud.*
- *Pídeles sugerencias a otros conocidos.*

## 2. Antes de hacer una cita, llama al consultorio y obtén información básica sobre la persona y el consultorio

**Licencia.** *Asegúrate de saber el tipo de profesional de salud mental que estás consultando y de que tenga licencia. La licencia implica que la persona cumplió con los requisitos educativos de una institución acreditada, reunió los estándares de tu estado para la profesión, acordó seguir y atenerse a un código de conducta ética y recibe créditos de educación continua constantemente. Aunque las licencias requeridas varían por estado, recomiendo firmemente que, cuando busques a un psicoterapeuta, tenga licencia de psiquiatra, psicólogo o trabajador social. Es preocupante que en la mayoría de los estados, cualquiera pueda afirmar ser terapeuta o consejero sin la necesidad de obtener licencia.*

**Idioma.** *Asegúrate que el terapeuta hable tu idioma. Esto no significa que debes seleccionar a alguien simplemente porque tiene un apellido que te resulta familiar.*

**Horario de operación.** *Es necesario que el horario coincida con el tuyo, en base a la flexibilidad que tengas durante el día.*

**Honorarios.** *Debes saber cuál será el costo de la primera consulta y las sesiones futuras. En muchos consultorios, es posible que no se* *cobren honorarios por la primera consulta, y esta sesión puede ser más corta que la típica sesión de cuarenta a cincuenta minutos. También es bueno saber acerca de los siguientes datos que pueden ser importantes para ti:*

- *¿Qué tipo de seguro acepta? ¿Medicare? ¿Medicaid?*
- *¿Acepta facturar o recibir pago directamente de la aseguradora?*
- *¿Tiene una política de honorarios escalonados conforme a ingresos?*
- *¿Acepta tarjetas de crédito?*

### 3. DURANTE TU PRIMERA CONSULTA, ASEGÚRATE DE OBTENER INFORMACIÓN SOBRE LO SIGUIENTE:

- *Especialidad. Pregúntale al psicoterapeuta sobre los temas en que se especializa.*
- *Experiencia. Debes preguntarle al terapeuta sobre su experiencia con problemas similares.*
- *Tratamiento. Pregúntale sobre tratamientos que han sido exitosos para personas con problemas similares y cuánto tiempo tuvieron que someterse a terapia.*
- *Valor. En su interacción contigo, el terapeuta potencial debe darte la sensación de que te valora a ti y tu cultura.*

Lo más importante es estar consciente de la atención que el terapeuta le presta a lo que dices. En la mayoría de los tipos de psicoterapia, la relación que tienes con tu terapeuta será clave para tu progreso. Tu capacidad de sentirte cómodo con la persona es esencial. Si no sientes que puedes hablar sobre tus sentimientos o experiencias con él o ella, debes recurrir a otra persona.

# DOCUMENTACIÓN DE LO QUE HACES

"Lo que estoy haciendo" te ofrece una manera de mantenerte al tanto de tu estado de ánimo, cuán saludablemente estás comiendo, interacciones sociales, medicamentos(s), sueño y ejercicio. Si apuntas regularmente lo que estás haciendo en estos aspectos, podrás proporcionarle a tu proveedor de servicios de salud mental información oportuna y valiosa que puede ayudar a perfeccionar tu plan de tratamiento. También puedes usar este recuadro para ver cuáles factores cambian lo que sientes y cuál es tu estado de ánimo en general de un día a otro. Es bueno poder identificar lo que es útil y lo que te hace daño en la vida.

Para mantenerte al tanto de tu estado de ánimo, si estás comiendo saludablemente y lo que sientes sobre tus interacciones sociales, usa la escala de abajo, y con respecto a los demás rubros, llena la información tal como se indica.

**Estado de ánimo:** *¿Cómo te sientes la mayor parte del día?*

**Comida:** *¿Cómo describes los alimentos que escoges en general?*

**Social:** *¿Cómo te sientes sobre la forma en que interaccionas con los demás durante todo el día?*

**Todos los medicamentos:** *¿Tomaste todos tus medicamentos? La respuesta debe ser sí o no.*

**Sueño:** *¿Cuántas horas dormiste anoche?*

**Ejercicio:** *¿Cuántos minutos de ejercicio hiciste?*

**Notas:** *Agrega cualquier información que consideras importante acerca de tu día.*

## LO QUE ESTOY HACIENDO

*(Escala de 1 = extremadamente negativo a 7 = extremadamente positivo)*

| Fecha | Estado de ánimo (1-7) | Comida (1-7) | Social (1-7) | Todos los medica-mentos (Sí/No) | Sueño (Horas) | Ejercicio (Minutos) | Notas |
|---|---|---|---|---|---|---|---|
| | | | | | | | |
| | | | | | | | |
| | | | | | | | |
| | | | | | | | |
| | | | | | | | |
| | | | | | | | |
| | | | | | | | |
| | | | | | | | |
| | | | | | | | |
| | | | | | | | |
| | | | | | | | |
| | | | | | | | |
| | | | | | | | |
| | | | | | | | |
| | | | | | | | |
| | | | | | | | |
| | | | | | | | |
| | | | | | | | |
| | | | | | | | |

# ~Agradecimientos

Hay muchas personas que hacen posible la serie *Buena Salud*™. Todo el equipo de Newmarket Press, especialmente Esther Margolis, Heidi Sachner, Keith Hollaman y Harry Burton me han alentado mucho. El directorio, personal y miembros de la Alianza Nacional para la Salud de los Hispanos (National Alliance for Hispanic Health) y la Fundación de Salud para las Américas (Health Foundation for the Americas) también le dieron alas a la creación de esta serie. Las traducciones son producto de la colaboración entre Susana Bellido Cummings y Rosamaría Graziani. Su gran dedicación y entendimiento de la serie *Buena Salud* son esenciales en las ediciones en español.

Gran parte de este libro también se lo debo a mis pacientes y el empeño que pusieron para superar sus retos. Reconocieron que tenían un problema y tomaron la decisión de esforzarse por recuperarse. Fue un honor para mí que compartieran tanto conmigo y aprecio todos los pasos que continúan dando para mejorar su vida y la de sus seres queridos.

Quiero agradecerle en especial a la Sra. Rosalynn Carter por su prólogo y las décadas de liderazgo que ha aportado. Su generosidad, amabilidad y tenacidad han inspirado a muchos. Los amables comentarios hechos por el Dr. Alan I. Leshner, CEO de la Asociación de Estados Unidos para el Avance de las Ciencias (American Association for the Advancement of Science), ayudaron a aumentar el impacto de este libro.

El apoyo personal que necesito para escribir proviene de mis hermanos del alma, como también de amigos excepcionales, entre ellos Kevin Adams, Carolyn Curiel, Monseñor Duffy, Adolph P.

Falcón, Polly Gault, Paula Gómez, Ileana Herrell, Thomas Pheasant, Bob Presbie, Sheila Raviv, Carolina Reyes, Esther Sciammarella, Amanda Spivey, Cynthia A. Telles y Elizabeth Valdez.

Mi relación con Margaret Heckler data de hace casi tres décadas, durante las cuales ha compartido sus extensos conocimientos, convicción en el bien común, profunda fe y la importancia de la religión en la vida de todos. Mis recuerdos y experiencias con mi extraordinaria madre, Lucy Delgado, mi prima Deborah Helvarg y mi amiga Henrietta Villaescusa también son parte de todo lo que soy y hago. Y más que nada, el amor y apoyo, día a día, de mi esposo, Mark, e hija, Elizabeth, han sido esenciales en mi vida.

# ÍNDICE

# Acerca de la Autora

**J** **ANE L. DELGADO**, Ph.D., M.S., autora de *La guía de salud: consejos y respuestas para la mujer latina y las guías Buena Salud™*, es presidenta y directora ejecutiva de la Alianza Nacional para la Salud de los Hispanos ("la Alianza") la principal organización de proveedores de salud y servicios humanos a hispanos del país. Ladies' Home Journal le rindió homenaje como una de las "Damas que adoramos" ("Ladies We Love") en 2010, y WebMD la nombró entre sus cuatro héroes de salud del 2008 por su dedicación y tenacidad en la promoción de la salud. Entre muchos otros premios recibidos, en 2007 People en Español la seleccionó como una de las 100 personas de mayor influencia en el hemisferio.

La Dra. Delgado ejerce como psicóloga clínica y se incorporó a la Alianza en 1985 tras trabajar en la Oficina Directiva de la secretaria del Departamento de Salud y Servicios Humanos (U.S. Department of Health and Human Services o DHHS), donde fue clave en el desarrollo de un histórico informe del grupo de trabajo de la secretaria sobre la salud de personas de raza negra y otros grupos minoritarios, titulado "Report of the Secretary's Task Force on Black and Minority Health".

En la Alianza, la Dra. Delgado supervisa operaciones a nivel nacional como también en el terreno en todo Estados Unidos incluyendo Puerto Rico. Es miembro de la Junta Nacional de Ciencias de Biodefensa. También es miembro del directorio de la Fundación Kresge, el Instituto Lovelace de Investigación sobre la Respiración, la Fundación de Salud del Norte de Virginia y la Fundación de Salud de las Américas, y es parte de los consejos asesores nacionales de la Sociedad Paul G. Rogers para la Investigación Mundial sobre Salud y de la Junta Nacional del Grupo de Trabajo sobre Salud Mental de la Sra. Rosalynn Carter.

La Dra. Delgado recibió una maestría en psicología de la Universidad de Nueva York en 1975. En 1981, recibió un doctorado en psicología clínica de SUNY Stony Brook y una maestría en ciencias urbanas y políticas de la Facultad W. Averell Harriman de Ciencias Urbanas y Políticas. Vive en Washington, D.C. con su esposo Mark e hija Elizabeth.

**La Alianza Nacional para la Salud de los Hispanos** (National Alliance for Hispanic Health), fundada en 1973, es la principal fuente de información de salud basada en conocimientos científicos y defensora fidedigna del bienestar de los hispanos. La Alianza representa a agencias comunitarias locales que prestan servicios a más de 15 millones de personas al año y a organizaciones nacionales que atienden a más de 100 millones de personas, con lo que tiene un impacto diario en la vida de las comunidades y familias hispanas.

**La Fundación de Salud de las Américas** (The Health Foundation for the Americas o HFA) apoya la labor y misión de la Alianza Nacional para la Salud de los Hispanos. Cada año, con el objetivo de mejorar la salud de todos, la HFA apoya programas que contribuyen a asegurar que respiren aire puro, tengan agua potable, coman alimentos sanos y jueguen en lugares seguros. La HFA y la Alianza ayudan a quienes carecen de atención de salud a obtener acceso a servicios gratuitos y de bajo costo en su localidad y mejorar la calidad de la atención médica. Los programas ponen la nueva tecnología médica al servicio de las comunidades, otorgan becas que ascienden a millones de dólares a estudiantes de carreras médicas y científicas, y realizan investigaciones y campañas que están transformando la salud.

Usted puede ser parte de esta extraordinaria misión de salud y bienestar. Para averiguar más sobre la Alianza o la HFA, visite www.hispanichealth.org o www.healthyamericas.org.

---

La autora está donando los derechos de autor de la edición en español a The Health Foundation for the Americas (HFA).

---

# Libros por Jane L. Delgado

Escritos específicamente para la creciente población hispana en Estados Unidos por Jane L. Delgado, Ph.D., M.S., presidenta y CEO de la National Alliance for Hispanic Health, las *Guías de Buena Salud*™ presentan los mejores conocimientos científicos y consejos de salud, y están disponibles en inglés y español.

## La guía de buena salud™ sobre la diabetes y tu vida
Prólogo por Larry Hausner, CEO, Asociación de Diabetes de Estados Unidos (American Diabetes Association)

Esta concisa guía presenta los casos de personas y familias que viven con diabetes —un trastorno que afecta la vida de la mayoría de las familias hispanas— y explica todo lo que los lectores deben saber, incluido el importante hecho de que la diabetes no es inevitable.

El libro trata los factores que contribuyen a que se presente la diabetes y formas de prevenirla; los tipos de diabetes y la evolución de su definición; cómo funciona el sistema endocrino e inmunológico; el impacto del medio ambiente en la diabetes; opciones de tratamiento, incluidos medicamentos y cambios realistas en el estilo de vida y dieta, y además ofrece una sección de la A a la Z con términos de uso común relacionados con la diabetes.

Edición en rústica • 128 páginas• ISBN: 978-1-55704-942-1 • $9.95 También disponible en inglés:
**The Buena Salud™ Guide to Diabetes and Your Life (978-1-55704-941-4)**

## La guía de buena salud™ para un corazón sano
Prólogo por Jack Lewin, M.D., CEO, Colegio de Cardiología de Estados Unidos (American College of Cardiology)

Esta valiosa guía, que se inicia con un relato personal de la Dra. Delgado sobre la experiencia de su madre con enfermedades del corazón, ofrece detalles sobre todo lo que los lectores deben saber de la principal causa de muerte en Estados Unidos, en hombres y mujeres.

El libro explica cómo funciona el corazón; cómo surgen los problemas del corazón y qué se puede hacer para evitarlos; cambios factibles en el estilo de vida para preservar la salud del corazón, y además ofrece una sección de la A a la Z con términos de uso común relacionados con el corazón.

Edición en rústica • 128 páginas• ISBN: 978-1-55704-944-5 • $9.95 También disponible en inglés:
**The Buena Salud™ Guide for a Healthy Heart (978-1-55704-943-8)**

**La guía de buena salud™ para superar la depresión y disfrutar la vida**
Prólogo por la ex Primera Dama Rosalynn Carter, fundadora del Programa de Salud Mental del Carter Center

Esta guía bien documentada y de fácil acceso, realzada por casos de la vida real, responde las preguntas más frecuentes sobre la depresión, cuestiona los mitos más comunes y les ofrece a los lectores información fidedigna sobre el tratamiento y control de esta enfermedad.

El libro trata sobre formas de superar las barreras culturales para reconocer la depresión y buscar ayuda, entre ellas el *machismo* y la costumbre de *aguantar*; la relación entre la depresión y afecciones crónicas como la diabetes, enfermedades del corazón y artritis; medicamentos, opciones de terapia, genética y tratamientos alternativos; cambios en el estilo de vida para ayudar a superar la depresión; las diferencias sociales y físicas en la forma en que los hombres y las mujeres tratan de sobrellevar la depresión; consejos sobre la selección de un psicoterapeuta, y una sección de la A a la Z con términos de uso común relacionados con la depresión.

Edición en rústica • 128 páginas • ISBN: 978-1-55704-974-2 • $9.95
También disponible en inglés:
**The Buena Salud™ Guide to Overcoming Depression and Enjoying Life (978-1-55704-972-8)**

**La guía de salud: Consejos y respuestas para la mujer latina**
Prólogo de Antonia Novello, M.D., M.P.H., Dr. P.H., ex directora general de salud de Estados Unidos

Usando información médica de vanguardia y consejos para todas las hispanas, la Dra. Delgado ofrece datos prácticos sobre asuntos de salud que enfrentan las mujeres y respuestas a las preguntas sobre qué hacer. Trata la artritis, el cáncer cervical, la depresión y otros temas de importancia en secciones de salud de consulta rápida.

Edición en rústica • 240 páginas • ISBN: 978-1-55704-855-4 • $15.95
También disponible en inglés:
**The Latina Guide to Health: Consejos and Caring Answers (978-1-55704-854-7)**

*The Buena Salud™ Guide for a Healthy Heart*
_____ copias a $9.95 cada una
*La guía de buena salud™ para un corazón sano*
_____ copias a $9.95 cada una
*The Buena Salud™ Guide to Diabetes and Your Life*
_____ copias a $9.95 cada una
*La guía de buena salud™ sobre la diabetes y tu vida*
_____ copias a $9.95 cada una
*The Buena Salud™ Guide to Overcoming Depression and Enjoying Life*
_____ copias a $9.95 cada una
*La guía de buena salud™ para superar la depresión y disfrutar la vida*
_____ copias a $9.95 cada una
*The Latina Guide to Health: Consejos and Caring Answers*
_____ copias a $15.95 cada una
*La guía de salud: Consejos y respuestas para la mujer latina*
_____ copias a $15.95 cada una